U0047902

精油生物活性應用現況研究[註1]

作者 / 顏憶萍[註2] Feyond Yen

十八世紀起隨著化學工業革命的興起下，抗生素藥物發展有了顯著的突破，疾病或疼痛的緩解與療癒，深遠影響著人類。

然而濫用或是錯誤地使用抗生素，都會導致細菌突變，造成細菌抗藥性增長。二戰之後，石化產品的開發、尼龍纖維、食品添加劑、界面活性劑、人工合成抗菌劑，殺蟲劑更滲透現代生活，人類與細菌大戰也從醫療上的抗生素、延伸到日日使用的保養品中添加的抗菌劑、生活中食品內的防腐劑、糧食經濟作物栽種使用的化肥與殺蟲劑等範圍，也就是說從醫療、生活到生態圈均為抗菌戰線(Buchbauer and Bohusch, 2015)。

2014世界衛生組織已證實，細菌演化對新藥具有抗藥性的變種速度增快，人類進入「後抗生素時代」，抗生素與抗菌劑的濫用結果，超級細菌對人類的反撲，恐會導致小擦傷都無法以藥物癒合的可能。而長期使用抗菌防腐劑添加的保養品，或農作物裡的殺蟲劑進入了土壤，污染水源，都會形成對人體傷害的環境荷爾蒙。
許多研究證實抗生素、人工合成的抗菌劑確實對人體有害，加上人們對健康與環境

保護意識抬頭，開始轉向天然資源或應用史悠長的香藥草請益，從綠色植物體萃取出更多的抗菌原料之研究也日益被看重。芳香精油的原生植物，多數來自民間藥方或遠古傳流至今具有療癒性的藥用植物。以茉莉花為例，清乾隆三十年(1765)，藥物學家趙學敏撰所著《本草綱目拾遺》即有茉莉花具有能解胸中一切陳腐之氣的記載；《本草再新》也載錄茉莉花「味甘辛，性熱無毒，具有平肝解郁，理氣止痛」之作用；中國明代婦女，會蒸熟茉莉花取汁液，作面脂潤澤肌膚之用(黃洽，2005)。

植物本身就是個傑出的生化家，為應付自然界變化而在體內有著顯著抗細菌(Antibacterial)、抗真菌(Antifungal)等高效生物藥用活性。人類早期的抗生素來自於植物(Utchariyakiat et al., 2016)。天然藥物也一直是人類獲得藥物的主要途徑，根據美國「Annual Reports of Medicinal Chemistry」報導，1989-1995年美國FDA批准觀察的299種抗癌新藥中，有61種來自於天然物。也顯示植物性化合物(Phytocompound)或植物二次代謝物在醫療保健之重要。

精油的效果也在近年來被許多科學文獻實證對人體、食品有危害的細菌有抑制作用(表1)。若能將精油天然的抗菌特質應用於醫療用品，對人類健康定會有所助益。而另一方面，在高競爭的保養品、食品市場裡，香氛、或對肌膚具有效用的商品，均會影響消費者的購買意願。如何以溫和天然植物萃取物成功取代化學合成抗菌劑，又能提昇宜人舒心的香氛或溫和以及顯著的療效，均有可能成為新一代的保養品競爭優勢(Buchbauer and Bohusch, 2015)。

表1、常使用的精油之成分以及生物活性功能

Table 1. Commonly used essential oil chemical composition and biological activity

化學分子	代表分子	生物活性	精油植物
單萜烯 Terpenes	Limonene 檸檬烯 α-pinene α 松油萜烯	人類乳癌MCF7細胞 (Yousuf et al., 2012) 胃潰瘍 Gastric (SGC-7901) (Li et al., 2014)	Citrus limonum 檸檬 Magnolia grandiflora Linn 洋玉蘭
倍半萜烯 Sesquiterpenes	(E)-caryophyllene 石竹烯 β-myrecene β 沒藥稀	前列腺癌 Prostate (Yousuf et al., 2012)	Pinus wallichiana 喬松
酸 Acids	Boswellic acids 乳香酸 Linoleic acid 亞油酸 n-hexadecanoic acid 棕櫚酸	乳癌細胞MDA-MB-231 (Arunasree et al., 2010) 人非小細胞癌Lungs NCI-H358 (Yousuf et al., 2012)	Boswellia sacra 乳香 Commiphora myrrha 沒藥 Pinus wallichiana 喬松
酯 Esters	Linalyl acetate 乙酸沉香酯 (E)-cinnamyl acetate 乙酸桂皮酯	人類神經纖維母細胞 Nerual, SH-SY5Y (Russo et al., 2013) Skin 5RP7(Unlu et al., 2010)	Citrus bergamia 佛手柑 Cinnamomum zeylanicum 錫蘭肉桂
醇 Alcohols	沉香醇 α-Terpineol Terpinen-4-ol	阻礙微生物細菌合成, 使菌之生長受到抑制 (Nafees et al., 2016)	Melaleuca alternifolia 茶樹
倍半萜醇 Sesquiternol	Cedrol 雪松醇 α-Santalol β-Santalol [6]-Gingerol 薑醇	人類肺癌細胞 Large lung cell carcinoma COR-L23 (Conforti et al., 2012) 膀胱癌Bladder (J82) (Dozmorov et al., 2014) HO-8910 and Bel-7402 (Wang et al., 2012)	Cedrus atlantica 大西洋雪松 Santalum album 印度白檀 Zingiber officinale 薑

化學分子	代表分子	生物活性	精油植物
醛 Aldehydes	Citra 檸檬醛 (E)-cinnamaldehyd E肉桂醛	Neural/glioblastoma (Queiroz et al., 2014) Human lung, liver and oral cancer 抗皮膚致癌纖維細胞 5RP7(Unlu et al., 2010)	Melissa officinalis 香蜂草 Litsea cubeba 山雞椒 Cinnamomum zeylanicum Blume 錫蘭肉桂
酚 Phenols	Thymol 百里酚 Carvacrol 香荊芥酚	抗食品李斯特菌、黃金葡萄球菌 (Pesavento et al., 2015)	Thymus vulgaris 百里香
氧化物 oxide	1,8-cineole 1,8-桉油醇	Ovary (卵巢癌細胞SKOV3) (Wang et al., 2012)	Rosmarinus officinalis 迷迭香

根據前人文獻，彙整精油在生物藥學活性如下

(一) 精油的抗菌活性與成分

常見的微生物可分為細菌與真菌二類。細菌又因細胞壁與結構差異而有格蘭氏陰、陽細菌二種。常見的金黃葡萄球菌即為格蘭氏陽性菌；大腸桿菌、綠膿桿菌則為格蘭氏陰性菌。真菌以黴菌與酵母菌為代表。實驗室最常使用的精油抗菌試驗方法，有瓊脂稀釋法(Agar Dilution method)和紙錠擴散法(Disk-diffusion method)二種，會依精油在紙錠上呈現的活性來評估MIC(最小抑菌濃度)以及MBC(最小滅菌濃度)(何振隆與蘇裕昌，2008)。

現今已有許多研究證實精油確實有抗菌活性，2008年即有研究指出赤葉桉精油具有能抑制大腸桿菌成效(圖1) (何振隆與蘇裕昌，2008)；野馬鬱蘭精油1 hr內對食品內的李斯特菌MIC90抑菌濃度為0.02 μg/mL，而只要稀釋濃度2% (v/w)對李斯特菌的MBC能從590 CFU/g到0 CFU/g，達到滅菌效果(Pesavento et al., 2015)。野馬鬱蘭的重要成分是酚基結構，酚基的代表成份如包含：Thymol (百里酚)、Carvacrol (香荊芥酚)及Eugenol (丁香酚)等，是抗菌的指標化合物，其原因為酸性環境下，其羥基(-OH基)會與酵素活性中心形成氫鍵，使蛋白質產生變性，讓細菌存活所必需要的結構蛋白和酶不能被合成，進而干擾細菌的活性，使細菌活性減弱。因此精油中若有帶酚基成分，其所表現的抗菌活性則不差，能抑制之菌種亦很多重(日本アロマセラピー学会会誌編集委員会，2013)。

除了帶酚基的化合物成份，醛類亦是強效的抗菌成份。Boukhatem et al., (2014)指出檸檬香茅精油以蒸氣擴散即能展現極佳的抑菌效果（圖2），在對照消炎藥 Diclofenac 50mg/kg，餵食40mg/kg即能有效改善小老鼠後掌真菌感染引起水腫問題(Boukhatem et al., 2014)，檸檬香茅主要成分為檸檬醛(Citral)，醛類之抑菌機制在於可阻礙細胞壁合成，導致細菌在低滲透環境下溶脹破裂死亡，而且它也會與細菌蛋白質上之數種官能基(-NH2、-OH、-COOH及-SH) 鍵結，進而使菌類失去活性，如：肉桂(Cinnamon)精油主成分為肉桂醛，對於抗菌活性即有很強之效果(日本アロマセラピー学会会誌編集委員会，2013)。

Nafees et al., (2016)也證實經過水蒸氣蒸餾取得的雙瓣茉莉精油主要的成分是乙酸苄酯、沉香醇、苯甲酸苄酯等成分。這些成分讓雙瓣茉莉花具有強力抗微生物活性，它能進入細菌的細胞膜進行干擾，抑制微生物的呼吸作用，因此對革蘭氏陰性菌以及革蘭氏陽性有極強效的抗菌作用，在食品和保養品的抗菌活性，也具有成為天然防腐劑的潛能(Nafees et al., 2016)。

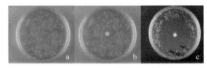

圖1   (何振隆、蘇裕昌，2008) (張天柱 攝)

圖1、赤葉桉精油抑制大腸桿菌之情形
a)沒添加精油之大腸桿菌生長情形
b)添加penicilline之抗生素 1,000 ppm無法抑制大腸桿菌
c)加入赤葉桉精油(10 mg/disc)後，產生的大腸桿菌抑制圈
Fig. 1. Red Eucalyptus essential oil inhibition of E. coli case.
a) Growth of E.coli without essential oils.
b) 1,000 ppm of penicilline added (the antibiotics cannot suppress E. coli growth).
c) After adding red Eucalyptus essential oil (10 mg / disc), produced in E. coli suppression ring.

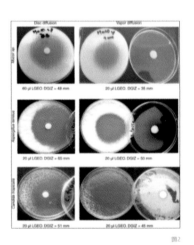

圖2

圖2、檸檬香茅精油對真菌菌株的抑制作用
A)紙片擴散 B)蒸氣擴散
Fig. 2. Inhibitory effect of lemon grass oil against fungal strains by (A) Disc diffusion, and (B) Vapor diffusion methods.

(二) 抗病毒活性

近年來越來越多的研究證實精油不論在體外抗病毒或對體內抗致癌細胞，甚至在抗腫瘤細胞的臨床測試都有超乎預期的好表現。而為確保實驗的精確性，從萃取精油、成分分析到細胞活性實驗以及抗癌抗病毒等數據精準呈現均需有一套嚴謹研究流程(Patel and Gogna, 2015)(圖3)。

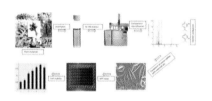

(圖3、Patel and Gogna, 2015)

圖3、精油活性成分鑑定和細胞毒性測定
Fig.3. Identification of bioactive components and cytotoxicity assay of essential oil.

Gavanji et al. (2015)利用MTT細胞活性的試驗，以夏季香薄荷(*Satureia hotensis*)、桉油醇迷迭香(*Rosmarinus officinalis*)、希拉茲百里香(*Zatariav multiflora*)、尤加利(*Eucalyptus caesia*)等蒸餾的精油進行單純1型疱疹抗病毒活性測試。發現只要稀釋0.02%的希拉茲百里香精油對病毒活性抑制率有40%，而稀釋0.4%的希拉茲百里香精油，讓病毒細胞的存活率下降接近0，達到滅病毒的趨勢(Gavanji et al., 2015)。

素馨花和藥用茉莉花(*Jasminum officinale*)所分離出的新天然萃取物8-epi-kingiside具有很強的對抗B肝抗毒病活性(Zhao et al., 2013)。日本研究同時也指出精油的抗菌成分類似消炎藥一樣，能溶解病菌體蛋白跟細胞壁、改變細胞膜的構造進而滲入細胞質內、讓內容物凝固導致漏出造成殺菌的可能性。精油的某些抗菌成分具有類消毒藥的特性，但其速效性卻會讓細菌較難產生抗藥性，相對於越來越多的細菌對抗菌劑產生抗藥性，精油的藥學以及抑菌屬性也越來越多國家投入研究(日本アロマセラピー学会会誌編集委員会，2013)。

(三) 抗癌性

現代也許有許多科學證實，精油或單一芳香化合物成分確實有對抗癌症的功效。Muhammad et al., (2016)通過MTT來證實八角茴香精油(*Illicium verum*)對結腸癌細胞HCT116，在IC50濃度為50.35 μg/mL，能有抑制癌細胞的增生活性並有促使凋零作用(Muhammad et al., 2016)。香蜂草精油透過主要成分檸檬醛，對於惡性腦瘤中最嚴重的多形性神經膠母細胞瘤(GMB)具有治療的作用。由佛手柑精油分離的檸檬烯與乙酸沉香酯對人類神經纖維母細胞癌Nerual，SH-SY5Y具有抑制增生的作用(Russo et al., 2013)。富含1,8桉油醇氧化物成分的桉油醇迷迭香能抑制卵巢癌細胞Ovary (SKOV3, IGR-OV1) 的分裂增生，達到防癌的成效(Wang et al., 2012)。擁有相當高成分檀香醇的印度白檀，能降低膀胱癌細胞Bladder (J82)的生存率(*Dozmorov et al., 2014*)。乳香精油中的乳香酸，對乳癌細胞MDA-MB-231能達到抑制活化性誘使凋零的作用(Arunasree et al., 2010)。

以及除了對細胞的抗癌實證外，也可以透過檸檬、薰衣草、等複方精油降低患者因為化療過程引起的反胃噁心感(Jager et al., 1992)。

(四) 向神經性

壓力一詞在文明興盛的今並不是陌生的名詞，日日籠罩在壓力生活之下的人，不但會引起發焦慮，憂鬱，或憤怒種種負面情緒，而也會造成體內釋放沮喪荷爾蒙，引起生理調控HPA軸的連鎖反應(Saiyudthong and Marsden, 2011)。

在近代釋壓方法裡，以芳香療法最廣受大家喜好。而越來越多的研究指出，精油透過按摩以及吸聞途徑能影響腦內啡、血清素等神經傳導物質，進而緩和情緒與壓力(Jager et al.,1992)，自古以香氣調整情緒有其記載，「一卉能薰一室香，炎天猶覺玉肌潔」，指的也是透過茉莉花的香氣，能降溫釋壓的寫照。

Karadag et al.,(2015)透過情緒量表證實，薰衣草精油能改善在ICU加護病房的冠狀動脈病患的睡眠質與降低焦慮感(Karadag et al., 2015)；京都府立醫科大學研究員也透過30位的受試者，證實只要塗抹稀釋1%的薰衣草按摩油(Lavandula angustifolia)即有提升副交感神經活性的功用，說明微量的薰衣草精油就能平撫情緒(眞鍋えみ子 et al., 2009)。

Matsumot et al., (2014)也讓在卵泡分泌期時的受試者，嗅聞了日本香柚精油 (Citrus Medicus Junos)，偵測情緒指標嗜鉻粒蛋白A (血清CgA)的指數，證實日本香柚精油(Citrus Medicus Junos)的氣味對前經症

候群PMS產生的憤怒、抑鬱、敵意等總情緒障礙有所改善(Matsumoto et al., 2014)。

精油除了緩和情緒，也具有提振精神的能力。Sayorwan et al., (2012)則在受試者嗅聞迷迭香精油後觀察其腦波及血壓以及感官品評均偏向有活力的、精神性的感受(Sayorwan et al., 2012)。國外有許多研究發現確實通過精油在皮膚上的按摩，協助癌患在病程中的身心不適，也能透過薰香協助看顧的家人在香氣的籠罩下獲得絲微的舒緩，目前在台灣許多安寧病房也往香氣看護的環境發展。

(五) 抗氧化活性

1. 環境荷爾蒙與自由基來源與種類

氧的多變性與活潑性，為生命帶來活源，也會在身體細胞的粒線體中與脂肪及醣類結合，形成每日供給生命所需的好能量，但同時也有少部份的氧會形成一種促氧化劑的自由基，與蛋白質、細胞膜以及身體其他正常運作的細胞結合，分子結構大的自由基並不活潑，所以具有穩定不成對電子的能量，如維生素C、E。但當某些過度活躍自由基是游離基不成對，則會搶奪其他物質的電子，產生攻擊行為。多數的自由基是在體內代謝過程會自然產生，體內產生帶有活性極強氧離子的自由基有三類，超氧化物(Superoxide)、氫氧化物(Hydroxyl compound)以及過氧化物(Peroxide) (Muhammad et al., 2016)。

但也有來自於外在的自由基，如汽車排放的一氧化氮、清潔用品中的界面活性劑、農藥、重工業排放的二氧化硫、使用的有機溶劑以及有毒金屬等，又或是接觸大量會產生自由基的UVA光線，甚至是現代全民高壓症候群，均是導致體內化學活性強的自由基增加的因素(Meriem et al., 2016)。

2. 抗氧化機制

古今中外，耗盡畢身心力投入抗老研究一直持續不斷。老化問題一直是很被關注的焦點話題。現代醫學也證實過多的自由基滯留體內，會造成細胞的毀損老化，更會催促人體老化的速度。人類本有修復以及自癒的能力，體內有自行增生一套清除自由基的機制，包含超氧化物歧化酶(Superoxide Dismutase, SOD)、甲硫胺酸還原酶(Methione Reductase)、過氧化氫酶(Catalase)及穀胱甘肽過氧化酶(Glutathione Peroxidase)，來中和還原過氧化物自由基的產生，消除毒性，也稱抗氧化反應。而飲食中亦有能協助身體產生抗氧化的物質，包含能產生高量維他素C的葡萄柚、柳橙。自然界中更有些成分能防止自由基的形成功能，如胡蘿蔔中含的β-胡蘿蔔素多酚、生物類黃酮、茄紅素等等，均能強化人體對自由基的防禦。現在有越多越多的研究指向抗氧化劑其實存在於許多植物中，尤其是儲藏於植物體內的二次代謝產物，如何自植物體內萃取更天然的抗氧化劑取代合成抗氧化劑，成為預防醫學的研究趨勢(Salehi et al.,2005; Sayorwan et al., 2012)。

所謂抗氧化劑，就是能保護生物體避免氧化激勵而增生的物質。會以幾種形式的存在來進行，比如會提供自身的電子穩定活躍的自由基，阻止自由基對細胞的傷害；或供給特定的金屬進行螯合作用，比如銅、鐵均對氧會起作用；或進行氧化還原。目前常使用的合成抗氧化劑，有BHA、BHT、水溶性維生素C等(Salehi et al., 2005)

3. 精油的天然抗氧化特性研究

基於取於植物的生物活性產物，尤其是酚類化合物，不論是體內外實驗，均能得到很好的抗氧化成果，被證實是很好的抗氧化劑(Shakeri et al., 2016; Salehi et al., 2005)，其目前已建立了一套相當有效的植物生物活性物質的抗氧化活性評估方法,並明確地瞭解其作用機制。

1951年，開始有研究發現迷迭香與鼠尾草分離出的迷迭香酸以及酚類化合物具有抗氧化的特質，而Imiada et al., (1983) 證實，化學合成的抗氧化劑BHA與BHT經證實會導致肝臟受損，並具有促進發生癌症的特性(Imiada et al., 1983)，也讓天然抗氧化劑備受囑目。

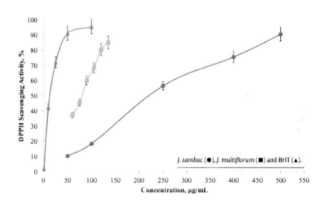

圖4 (Khidzir et al., 2015)

圖4、BHT、雙瓣茉莉及毛茉莉DPPH自由基清除率

Fig. 4. DPPH Radical Scavenging activity of *J. sambac, J. multiflorum* and BHT.

Meriem *et al.*, (2016)發現水蒸餾而得的胡蘿蔔籽(D. gracilis)精油透過瓊脂擴散法具有顯著的皮屑芽孢菌生長抑制作用(17.15 mg/mL)，以及最佳的DPPH自由基清除(IC50=32.30 μg/mL) (Meriem *et al.*, 2016)。Khidzir *et al.*, (2015)也在研究中指出J. multiflorum具有良好的自由基清除作用(Khidzir *et al.*, 2015)。

也有研究提出，存在於許多天然物內的吲哚(Indole) (圖4)具有高抗氧化能力，也能抑制乳癌細胞的功能。同時它也是茉莉精油抗氧化最微量又關鍵的成分(Arunasree *et al.*, 2010; Divakar *et al.*, 1979; Verzele *et al.*, 1981;)。

隨著越來越多精油在抗氧化功能有顯著成效，植物天然物成為抗氧化劑勢將成為21世紀的重點研究。▌

參考文獻：

何振隆、蘇裕昌(2008)精油的抗菌活性。林業研究專訊「專題論述」第31-37頁。

黃治、刁猛、熊范孫 (2005) 芳香益壽談奇花(第二版)。天津科學技術出版社。第131页。

日本アロマセラピー学会会誌編集委員会 (2013) 日本アロマセラピー学会エビデンス集：過去10年間 (2002~2011年)の歩み論文集. 日本アロマセラピー学会, 第58-66頁。

Arunasree, K. M. (2010) Anti-proliferative effects of carvacrol on a human metastatic breast cancer cell line, MDA-MB 231. Phytomedicine 17(8-9): 581-588.

Boukhatem, M. N., M. A. Ferhat, A. Kameli, F. Saidi, and H. T. Kebir1 (2014) Lemongrass (Cymbopogon citratus) essential oil as a potent anti-inflammatory and antifungal drugs. Libyan J. Med. 9:25431.

Divakar, N.G., V. Subramanian, M. Sugumaran, C.S. Vaidyanathan. (1979) Purification and Characterzation of a New Indole Oxygenase from the Leaves of Tecoma stans L. Plant Physiol. 15(2):177-181.

Gavanji, S., S. S. Sayedipour, B. Larki, and A. Bakhtari (2015) Antiviral activity of some plant oils against herpes simplex virus type 1 in Vero cell culture. J. of Acute Med. 5(3):62-68.

Imaida, K, S. Fukushima, T. Shirai, M. Ohtani, K. Nakanishi, and N. Ito (1983) Promoting activities of butylated hydroxyanisole and butylated hydroxytoluene on 2-stage urinary bladder carcinogenesis and inhibition of gamma-glutamyl transpeptidase-positive foci development in the liver of rats. Carcinogenesis 4:895-9.

Jager.W., G. Buchbauer, L. Jirovetz, and M. Fritzer (1992) Percutaneous absorption of lavender oil from a massage oil. J. of Soc. of Cosmetic Chem. 43:49-54.

Li, L. H., P. Wu, J. Y. Lee, P. R. Li, W. Y. Hsieh, C. C. Ho, C.L Ho, W. J. Chen, C. C. Wang, M. Y. Yen, S. M. Yang, and H. W. Chen (2014) Hinokitiol Induces DNA Damage and Autophagy followed by Cell Cycle Arrest and Senescence in Gefitinib-Resistant Lung Adenocarcinoma Cells. PLoS ONE 9(8): e104203.

Karadag, E., S. Samancioglu, D, Ozden, E, Bakir (2015) Effects of aromatherapy on sleep quality and anxiety of patients. Nurs. Crit. Care Doi: 10.1111/nicc.12198.

Khidzir, K. M., S. F. Cheng and C. H. Chuah. (2015) Interspecies variation of chemical constituents and antioxidant capacity of extracts from *Jasminum sambac* and *Jasminum multiflorum* grown in Malaysia. Ind.

Crop. and Prod. 74:635-641.

Matsumoto, T., H. Asakura , T. Hayashi , T. Matsumoto , H. Asakura, and T. Hayashi (2014) Effects of olfactory stimulation from the fragrance of the Japanese citrus fruit yuzu (*Citrus junos Sieb*. ex Tanaka) on mood states and salivary chromogranin A as an endocrinologic stress marker. J. Altern. Complement Med. 20(6):500-6.

Meriem, E. K., H. Laouer, H. E. Kolli, S. Akkal, and F. Sahli (2016) Chemical analysis, antimicrobial and antioxidative properties of *Daucus gracilis* essential oil and its mechanism of action. Asian Pac. J. Trop. Med. 6(1):8-15

Muhammad, A. d., A. H. Yehya , M. A. Al-Mansoub, V. Revadigar, M. O. Ezzat, K. Ahamed, and A. M. Shah (2016) Anticancer attributes of *Illicium verum* essential oils against colon cancer. S. Afr. J. Bot. 103:156–161.

Nafees, A., Y. A. Hanani, S. Y. Ansari, and S. Anwar (2016) Chapter 55 – Jasmine (*Jasminum sambac* L., Oleaceae) Oils. Essential Oils in Food Preservation, Flavor and Safety. Academic press p.487–494.

Patel, S., and P. Gogna (2015) Tapping botanicals for essential oils: Progress and hurdles in cancer mitigation. Ind. crop. prod. 76:1148-1163.

Pesavento, G., C. Calonico, A. R. Bilia, M. Barnabei, F. Calesini, R. Addona, L. Mencarelli, L. Carmagnini, M. C. Di Martino, and A. L. Nostro (2015) Antibacterial activity of Oregano, Rosmarinus and Thymus essential oils against Staphylococcus aureus and Listeria monocytogenes in beef meatballs. Food Control 54:188-199.

Queiroz, R. M., C. M. Takiya, L. P. T. P. Guimarães, G. Rocha, D. S. Alviano, A. F. Blank, C. S. Alviano, and C. R. Gattass (2014) Apoptosis-inducing effects of *Melissa officinalis* L. essential oil in glioblastoma multiforme cells. Cancer Invest. 32:226–235.

Russo, R., A. Ciociaro, L. Berliocchi, M. G. V. Cassiano, L. Rombolà, S. Ragusa, G. Bagetta, F. Blandini, M. T. Corasaniti (2013) Implication of limonene and linalyl acetate in cytotoxicity induced by bergamot essential oil in human neuroblastoma cells. Fitoterapia 89:48–57.

Salehi, P., A. Sonboli, F. Eftekhar, S. Nejad-Ebrahimi, and M. Yousefzadi (2005) Essential oil composition antibacterial and antioxidant activity of the oil and various extracts of *Ziziphora clinopodioides* subsp. rigida (Boiss.) Rech. f. from Iran, Biol. Pharm. Bull. 10:1892-1896.

Sayorwan, W., N. Ruangrungsi, T. Piriyapunyporn, T. Hongratanaworakit, N. Kotchabhakdi, and V. Siripornpanich (2013) Effects of inhaled rosemary oil on subjective feelings and activities of the nervous system. Sci. Pharm. 81(2):531-542.

Saiyudthong, S., and C. A. Marsden (2011) Acute effects of bergamot oil on anxiety-related behaviour and corticosterone level in rats. Phytother. Res. 25(6):858-862.

Salehi, P., A. Sonboli, F. Eftekhar, S. Nejad-Ebrahimi, and M. Yousefzadi (2005) Essential oil composition antibacterial and antioxidant activity of the oil and various extracts of *Ziziphora clinopodioides* subsp. rigida (Boiss.) Rech. f. from Iran, Biol. Pharm. Bull. 10:1892-1896.

Unlu, M., E. Ergene, G. V. Unlu, H. S. Zeytinoglu, and N. Vural (2010) Composition, antimicrobial activity and in vitro cytotoxicity of essential oil from *Cinnamomum zeylanicum* Blume (Lauraceae). Food Chem.

Toxicol. 48:3274-3280.

Yousuf, D., M. Shah, W. A. Mubashir, S. M.A. Rather (2012) Chromatographic analysis, anti-proliferative and radical scavenging activity of Pinus wallichina essential oil growing in high altitude areas of Kashmir, India. Phytomedicine 19(13):1228-1233.

Wang, W., N. Li, M. Luo, Y. Zu, T. Efferth (2012) Antibacterial activity and anticancer activity of *Rosmarinus officinalis* L. essential oil compared to that of its main components. Molecules 17(3):2704-2713.

純露奧秘
拂拭身心微塵之植物療癒之露

作者 / 顏憶萍 Feyond Yen

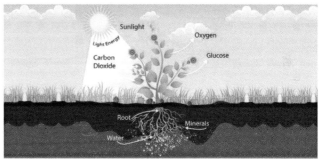

圖1. 植物光合反應過程圖

| 純露的生命科學

自然界生命的動能，主要依賴光合作用提供的有效能源及進行呼吸作用的氧氣。而植物生命氣息來自於光合作用。光合作用的場所在植物的葉肉細胞以及葉綠體，葉綠體在吸收光能後，則能將所攝取的二氧化碳以及來自根部的水份，合成葡萄醣。其與蛋白質、氨基酸等化合物構成了植物維持基本生存條件的初級代謝產物。

有了穩定的基本維生條件，當外界環境變化，如蟲咬、炙陽、寒害、旱害等環境改變之時，植物體內亦會有抵禦與適應的調整。會循著初級代謝產物衍生更為複雜的中途代謝工程以應付所有侵襲，這些代謝過程的產物皆稱為二次代謝產物，即便二次代謝並非每日穩定植物生存的必需之物，但目前被科學發現分離的植物二次代謝產物超過十萬種以上。精油與純露均為二次代謝產物，也明確說明，氣候、栽種環境均是影響其香氣的主要變因。

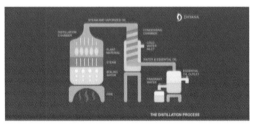

圖2、青檬擬染廢害

植物水份由根系所吸收，再經過木質細胞壁的內部靜水壓（又稱膨壓turgor pressure）運輸給所有植物部份所應用，最後至葉表面後蒸發散失。在植物體內的水份，其分子體積小，又具有能溶解離子化合物以及含有基團-OH和NH2的醣類和蛋白質類物質，其高度的內聚力以及循環力滋養了整個植物體內的生態。

純露，即是轉印了植物體內水元素的能量。

它，自有芳療史以來， 一直是蒸餾過程中人多卻勢不眾的低調芳香療癒小品， 雖與精油一樣師出同門，經過水火同源淬煉而得的親水性芳香物質。由於其的經濟效益與精油天差地別，故一直被邊緣化成為精油的副產品，有些萃取廠甚至視之為廢水倒除。近幾年來，隨著純露的科學研究從食品抗菌到妝品界的抗氧化，更有多若繁星的臨床應用成效，純露展現植物二次代謝的親水性的活性，獨立與精油並駕為另一個療癒性芳療品。

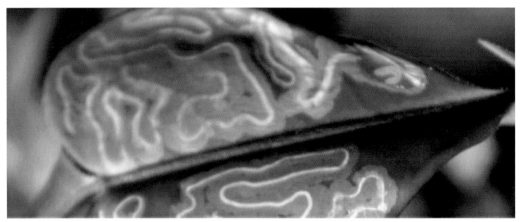

圖3、蒸餾示意圖

| 純露怎麼萃取？

目前常見的純露萃取方式有：

1.「水蒸餾法」，此萃取法即是將新鮮植材與水一起放入鍋爐內，鮮材的量與水量的比例會依每個鍋爐大小與蒸餾農家的經驗有所差異，此法較接近中藥學中的"藥燉"，除了能取得植物體中揮發性高的芳香分子，也會自浸液中得到較多被植材溶解的類黃酮以及有機酸。這類型的純露因為經過熱沸共浴，故能量較為野性活力。

2.「水蒸氣蒸餾法」，此萃取法即將植物的鮮材、樹脂、碎粉、碎片置於與水源分隔的層架上，水源下方提供熱源（水上蒸餾）或高壓注入熱蒸汽（直接蒸氣蒸餾），在道爾頓分壓定律下，相互不溶也不起化學作用的液體混合物的蒸汽總壓，等於該溫度下各組分飽和蒸氣壓（即分壓）之和，所以會在低於100°C的蒸氣壓下，將植物體內的油囊破壞而再經過冷凝，而一併帶出揮發性芳香化合物與水。某些分子量極小的生物鹼、酚性、倍半帖醇類的芳香物質完整，這類型的純露能量較細緻柔和。

不論是水蒸餾或水蒸氣蒸餾都能測得純露中含有0.05~0.096%的疏水性芳香分子精油。

3.薄膜蒸餾PMD（Porous Membranes Distillation）萃取法」

近年來隨著分離萃取技術的突破，興起了另一個「薄膜蒸餾PMD（Porous Membranes Distillation）萃取法」，萃取法即是水蒸氣通過具有微過濾MF（0.05~10μm）疏水性高分子薄膜，再經過冷凝管後而得油水二相物質的萃取方式，其中的水相物質即是精油濃度含量在0.15~0.35%的精露。比純露中芳香分子的濃度0.05~0.95%高出約三倍。不僅能延長保存期限，也能以更少的使用量達到與純露相同的效果，可謂為芳香蒸餾技術上的另一個突破。

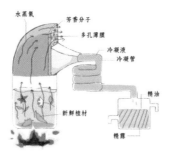

圖4　薄膜萃取示意圖

薄膜蒸餾法的優點？

1.與傳統蒸餾相比較，薄膜蒸餾法獲得精油濃度含量較高，約為0.15~0.35%
2.用量節省，更加環保。
3.保存時間比傳統蒸餾的純露更長。
4.芳香分子更加豐富，例如一些比較難獲得的大分子成分，如圓葉當歸裡的香豆素成分。
5.純露中容易懸浮團聚的多數為多醣分子（俗稱絮狀物）則能稍被降減。

| 從GC／MS科學實證純露成分檢驗與活性應用

在中藥萃取液裡最常以HPLC當成檢測儀器，但由於純露興起的速度過快，全球科學研究對於純露中的水液酸分子的資料庫有限，故檢測純露，目前會仍採用GC／MS檢測純露中精油的含量做為重要依據。當越來越多的純露成份隨著GC／MS的圖譜裡被發掘出來，也說明了純露中精油含量的確實性，也許芳療師也能試著就單獨分子的生物活性療癒特質進行逆向思考，分析出全株植物的療癒全貌。以下列舉二項純露說明之。

一、台灣茉莉（又稱雙瓣茉莉）純露
Jasminum sambac：保濕、抗菌。

乙酸苄酯
茉莉酸甲酯
苯甲醇
鄰氨基苯甲酸甲酯
整體生物活性：親膚，保濕、抗氧化抑
制自由基，抗焦慮以及影響記憶障礙、
抗發炎、抗菌。

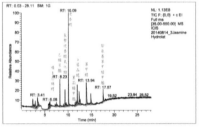

圖5. 茉莉花GC圖

[文獻來源]

S.A. Hotchkiss, M.A.J. Chidgey , S. Rose, J.
Caldwell(1990) Percutaneous absorption of benzyl
acetate through rat skin in vitro. 1. Validation of an in vitro
model against in vivo data. Food and Chemical
Toxicology 28(6):443-447
Sengar, N., *et al.*, (2015). "Anti-inflammatory, analgesic
and anti-pyretic activities of standardized root extract of
Jasminum sambac." J Ethnopharmacol 160: 140-148.
Shilpha, J., *et al.*, (2015). "Methyl jasmonate elicits the
solasodine production and anti-oxidant activity in hairy
root cultures of Solanum trilobatum L." Industrial Crops
and Products 71: 54-64. Umukoro, S., *et al.*, (2016).
"Evaluation of adaptogenic-like property of methyl
jasmonate in mice exposed to unpredictable chronic mild
stress." Brain Res Bull 121: 105-114.

二、永久花純露 *Helichrysum (Immortelle) Hydrolat / Helichrysum italicum*：美白、祛斑、抗皺。

永久花酸：調節細胞生長以及分化之細胞胜肽因子，
有助於膠原合成，促使纖維細胞增生達到修復疤痕作
用。
雙酮類化合物：類熊果酸的美白成份，能有效抑制酪
胺酸酶活性。
再生酮：植物重要的防禦素，具有提振真皮層彈性纖
維活性、回春抗皺。

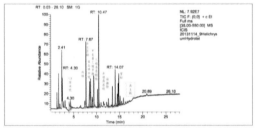

圖6. 永久花GC圖

[文獻來源]

A.M. Giraud-Robert(2005) The role of aromatherapy in the treatment of
viral hepatitis. International Journal of Aromatherapy 15(4)183-192
R. Maffei Facino , M. Carini , L. Franzoi , O. Pirola , E. Bosisio(1990)
Phytochemical characterization and radical scavenger activity of flavonoids
from Helichrysum italicum G. Don (compositae). Pharmacological
Research 22(6):709-721
Antunes Viegas, D., *et al.*, (2014). "Helichrysum italicum: from traditional
use to scientific data." J Ethnopharmacol 151(1): 54-65.

從以上二支產品的化學分析來看，都含有大量的酸性
成分，不難理解，何以純露會有酸的氣味！

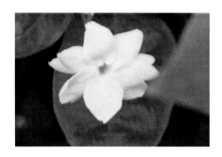

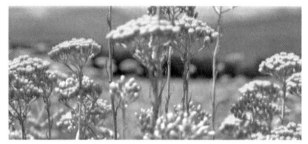

圖7 台灣茉莉 *Michelia alba*

圖8 永久花 *Helichrysum italicm*

| 純露的外觀迷思

1.純露一定是清澈如水的嗎？

事實上不論是初餾的純露或經過適當熟成期的純露都鮮少是清澈的，純露中仍被發現許多"活潑不安定"如萜烯、醇、醛、酚等疏水性的芳香分子，因為分子極性差異而造成純露有混濁現象，圖9則為丁香純露初餾時因與極性不同的丁香酚混融時而呈現的混濁或乳白色液狀。

純露會隨著分子化學反應過程的穩定而進入熟成期，混濁現象則會改善，氣味也會有所變化。
但有些芳香分子本身是天然染料的成分，如薑黃素，純露中若含有這類天然染色成分，也會讓純露液的色澤隨著熟成期而有變化。
純露的混濁現象是芳香活性的表現的特性，但若礙於商業賣相而添入清澈劑或乙醇進行"化學淨化"或過度過濾純露中雜質，留的只是"純淨"的水，而非有療癒活性的純露。

2.純露的香氣會接近原生植物或精油？

透過蒸餾法能取得香藥草植物二次代謝中，分子極性差異的疏水性精油與親水性純露，礙於蒸餾技術，並不是所有的芳香分子都能透過蒸餾法被萃取而得。也讓這二種物質各自保留原生植物體的部份香氣。以奧圖玫瑰為例，奧圖精油在GC／MS會發現對玫瑰香氣具有影響力的成分玫瑰氧化物（Roseoxide），而純露中含量最多的是苯乙酸。若再以其他萃取技術，如CO2超臨界流體萃取法中，還能發現存在於奧圖玫瑰中具有抗氧化功效的玫瑰臘（Rose Wax）以及槲皮素（quercetin）。這些物質都來自於玫瑰原生植物體，但目前卻沒有一種萃取分離技術能將完整的玫瑰香氣完全萃取保留，這也許說明任何科技也無法挑戰自然的奧秘。

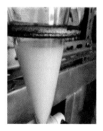

圖9. 丁香純露初榨時的色澤 ▶

3.純露的氣味從初餾至熟成期都該一成不變嗎？

剛初餾的純露，氣味均不討喜，猶記得在實驗室裡初嗅初蒸餾出來的黃梔子花純露，味道就像剛上桌的"青菜湯"，與黃梔子花原生植物那股甜中帶蜜的氣味大相逕庭。

直至半年至1年之後的熟成期，純露中的黃梔子苷與梔子素以及其他活性成分協同作用日漸熟成，黃梔子花純露開始散出馥郁迷人的香氣。

所以純露在初餾和熟成時，有外觀的差異，有氣味的差異，也有ph值的差異。

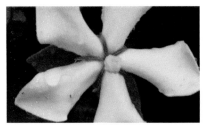

圖10.黃梔花 *Gardenia jasminoides*

4.純露的PH值只能有一個標準？

經過水火淬煉的純露，因為時間的參與讓一切都變得微妙，不僅讓香氣與活性成分有了有趣的變化，也會讓PH呈現不停的波動，所以為什麼專業的純露書籍中，PH值都是一個範圍，也是一個參考。

| 影響芳香活性的自然變數

純露與精油皆為植物二次代謝產物，會因環境的變化而影響植物防禦與調節的化學分子，常見的變因如下：

● 氣候異常：過度高溫導致灌水因蒸散作用而加劇流逝，影響香藥草作物的成熟，也相對縮短採收期。低溫造成凍害。植物會為了應付環境變化而進行調節，導致純露的分子、口感、氣味均有所差異。

● 花材的差別：乾花則會因為乙烯增生，促使更多二次代謝親油性分子的轉換。鮮花則保有豐富的親水性分子以及水溶膠成分。

● 產區的改變：同品種的植物來說，會隨著產區的改變，栽種海拔、地形與土壤的差異，皆會對純露活性成份有所影響。

● 採收階段差異：不同生長階段香藥草作用，體內的二次代謝化合物結構均不同，採收後隨著萎凋時間長短，也導致純露萃取分子以及風味有所變化。

以鼠尾草為例
嫩葉採收 / 側柏酮 0.06%
熟葉採收 / 側柏酮 0.09%
開花時採收 / 側柏酮 0.15%

● 採收方式的差異：手工採收與機器採收會促使二次代謝的成分不同。故也會造成香氣與口感的差異。此階段也是植物體內重要抗菌成分轉換的階段。

● 萃取方式：純露萃取方式會因水蒸餾、水蒸氣蒸餾、SPMD複方薄膜等蒸餾方式不同而影響芳香分子的結構性、香氣與口感。

純露芳香分子會隨著萃取、靜置到熟成的每個階段，進行不同的化合物混融，所以香氣亦會有不同層次的變化，都是正常現象。

| 純露的使用方式有哪些？

1.口服

讓飲品更有風味　每次喝水或其他飲品時，例如咖啡，隨意加入數滴，純露的香氣即可讓飲品更有風味。建議添加純露：橙花、玫瑰、白玉蘭、肉桂……。

芳療保健　純露每天20ml，精露每天15ml，分次加入一天要喝的水裡，如為寒性體質，建議喝溫水（水溫不超過85度）。療程時程為3個月，建議3個月後更換配方。

芳香治療　純露每天30ml，精露每天25ml，分次加入一天要喝的水裡，如為寒性體質，建議喝溫水（水溫不超過85度）。連續飲用21天後休息7天，再諮詢專業芳療師，有關療程延續時間或配方調整情況。

2.烹調

可以製成芳香油醋、芳香烘焙、芳香米飯……基本原則是需要使用"水"的料理，都可以嘗試改用純露。使用時可以把純露以純淨水稀釋到30~50%的比例，稀釋比例視乎具體品種而定。建議添加純露：薑黃、蘋果香草、甜羅勒……

3.外用

直接作為爽膚水使用（皮膚補水、安撫、鎮定肌膚）建議使用：花朵類、木質類、樹脂類。

純露面膜　使用面膜紙，搭配純露（一般建議以純淨水稀釋到1-50%，視皮膚的敏感度而定）敷臉5-10分鐘。建議使用：花朵類、木質類、樹脂類。

濕敷治療　以脫脂紗布為載體，搭配純露使用。可以處理各種肌膚問題。

DIY居家保養品　例如漱口水，稀釋比例為30%。建議使用：樹脂類純露。

頭皮護理　洗髮後以純露按摩頭皮，再把頭髮吹乾。特別能夠改善油性、頭皮屑和脫髮問題。建議使用：草本類純露。

4.薰香

以純淨水稀釋10%，或者直接添加1~2ml到水氧機裡。建議使用：花朵類、葉片類、白鼠尾草等。

5.按摩

可以直接使用純露進行按摩─特別推薦給嬰兒，或者在按摩油中加入適當比例的純露，例如10%，減少按摩油的油膩感。建議添加純露：黃梔花、羅馬洋甘菊、月桃花。∎

藏茴香萃取物於
減重與抑制食慾之研究

作者：DPSL講師 陳昭伊　　審訂：顏憶萍 Feyond Yen

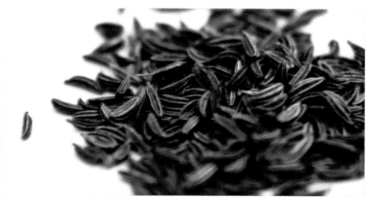

圖1. 藏茴香 *Carum carvi*

中文名：藏茴香

英文名：Caraway　　**拉丁學名**：*Carum carvi. L.*

產地：匈牙利

植物科屬：繖形科葛縷子屬

萃取部位：果實、種子

萃取方式：蒸餾

化學成分：香芹酮（carvone）、檸檬烯（limonene）、香芹酚（carvacrol）、γ-萜品烯（γ-terpinene），α-蒎烯（α-pinene）、香芹醇（carveol）、β-石竹烯（β-caryophyllene）、β-月桂烯（β-myrcene）、對繖花烴（p-cymene）、β-蒎烯（β-pinene）、芳樟醇（linalool）、檜烯（sabinene）、紫蘇醇（perillyl alcohol）、杜松烯（cadinene）、茨烯（camphene）、水芹烯（phellandrene）、蛇床烯（selinene）、α-金合歡烯（α-farnesene）和百里酚（thymol）。

藏茴香精油的主要成分為右旋香芹酮(D-Carvone)，依產區及品種而異，成分含量在50~85%不等。右旋香芹酮是一種天然芳香酮(Ketone)，其特質聞起來有著淡淡的甘甜，夾雜著一股辛香調，具有明晰藥草味的香氣性格。

此外，藏茴香同時含20~35%帶有輕快感柑橘調的右旋檸檬烯，其它熱辣味的芳香分子如石竹烯、香芹酚等，以及理性感性兼具的清香氣息如月桂烯、反式香芹醇、反式羅勒烯等，如此層次多元的芳香調性，使得藏茴香呈現清雅悠遠還蘊藏著一份溫暖的氣息。

藏茴香是一種古老的植物，原產於中歐、西亞和北非[1]，現分布甚廣，自歐洲、亞洲、北非、北美均有栽種。適溫帶地區，耐寒不耐乾旱，喜歡陽光充足的天氣，排水良好、富含有機質的土壤[2]。藏茴香有著繖形科植物典型的外貌：由單生莖向外開展羽狀複葉，開著結叢的傘狀小花。這些粉白柔嫩的花朵結出的小瘦果，個頭只占一片指甲月牙白，十分嬌小，氣味芬芳馥郁，通常我們所指稱的藏茴香籽，指的即是這整個瘦果的部分。

由埃及底比斯墓穴出土的藏茴香，可溯及西元前1500年，也推斷藏茴香有悠久被使用的歷史；在羅馬帝國時代，藏茴香根與牛奶製作的麵包稱為「chara」；莎士比亞的《亨利四世》中，藏茴香籽佐烤蘋果則出現在下午茶點心[3]。(Ernest Small, et al., 2006; Jennifer Peace Rhind, 2013)而除了作為芳香開胃，調節食慾，幫助消化的食材，它也是民間療法中的常用藥物，主要對治消化系統，處理食慾不振、消化不良、脹氣、腸絞痛，緩解腸胃道痙攣等問題，亦可抗寄生蟲、驅風、利尿、化痰等等。近年來的藥理臨床研究對於藏茴香在降血脂，降血糖，抗消化不良，及抗痙攣活性方面均有所獲。(Pooja & Dinesh, 2014)

傳統療法中，藏茴香既能調控食慾、促進消化，亦應用於減重方面。西元10世紀時，波斯醫師Avicenna (Ibn Sina) 即讓過重的病患服食藏茴香；伊斯蘭醫學Unani中，藏茴香果實與種子是減重藥「Safoof Mohazzil」的主要材料之一(Pooja & Dinesh, 2014)。古老的智慧傳承，從現代醫學的角度是如何作用？在Kazemipoor等人以伊朗婦女為對象的研究中，便探討了藏茴香在減重與抑制食慾的效果。 (Kazemipoor et al., 2016)

1. 出處：http://botanical.com/botanical/mgmh/c/carawa20.html
2. 出處：http://www.seedaholic.com/caraway-carum-carvi.html
3. Henry IV Part 2, Act 5, Scene 3: "Nay, you shall see my orchard, where, in an arbour, we will eat a last year's　　　pippin of my own graffing, with a dish of caraways, and so forth: come, cousin Silence: and then to bed."

這項研究中，研究團隊在伊朗的亞茲德對70名過重女性進行隨機、三盲、及安慰劑對照之實驗。這些過重女性平時有運動習慣、身體健康無疾病。受試者被隨機分為兩組，服用藏茴香水萃取物或是安慰劑。

藏茴香水萃取物(caraway aqueous extract, CAE)是由伊朗Baharan公司(Baharan Company, Iran)所提供藏茴香乾燥種子，以水蒸餾(0.1 W/V)萃取。

安慰劑則添加藏茴香食用香精(1% g/L)，為模擬藏茴香味道之合成香料，來自瑞士奇華頓公司(Givaudan Flavours Co., Kempthal, Switzerland)。受試者每日在下午1:00的午餐前20分鐘飲用30毫升，午餐為披薩餅。

受試者的人體測量指標包括身高，腰圍，臀圍，上臂圍和大腿圍的測量，所有的受試者均有腹型肥胖（腰圍大於88公分），BMI值大於25kg/m²。受試前，藏茴香萃取液組和安慰劑組在人體指數、食物攝取量和食慾的基準值並無顯著差異，實驗期間受試者平常的飲食或運動習慣均維持不變，如此持續90天發現，在藏茴香萃取物組的食慾與碳水化合物攝取量明顯減少，體重、BMI值、腰圍、腰臀比、大腿圍和上臂圍指數產生下降的變化。

表1為人體測量指數，在實驗進行90天後，藏茴香萃取液組的腰圍（WC）平均降低了6.2公分，安慰劑組則不到1公分的變化。腰臀比（WHR）在藏茴香萃取液組減少0.03公分，安慰劑組則無顯著改變。藏茴香萃取液組的大腿圍（THC）少了5.4公分，安慰劑組則只有1.9公分。在上臂圍（MUAC）的表現，藏茴香萃取液組降低2.2公分，安慰劑組是0.8公分。兩個組的數值均有減少，而藏茴香萃取液組可獲得更大的成效。

Table 1. Changes (mean±SD) in anthropometric index intake at baseline and after 90 day intererntion

Anthropometric indices	Day 0 (baseline)		Day 90	
	Placebo(n=29)	CAE group (n=31)	Placebo(n=29)	CAE group (n=31)
WC(cm)	91.3 ± 7.3	96.0 ± 10.2	91.2 ± 7.9	89.8± 8.6
WHR	0.9 ± 0.0	0.9 ± 0.1	0.9 ± 0.1	0.8 ± 0.1
Thc(cm)	59.7± 4.5	61.7± 5.8	57.9± 4.6	56.3± 5.6
MUAC(cm)	31.0± 3.4	32.4± 3.3	30.2± 3.2	30.2± 2.7

來源：(Kazemipoor *et al.*, 2016)

在食慾的評估方面，使用食物頻率問卷調查法(Food Frequency Questionnaire, FFQ)，受試者在受試前一周，及結束受試後一周進行測驗，透過視覺類比量表(VAS)評量飢餓感、飽足感，及記錄午餐的攝入量，運用SPSS進行統計分析。

表2中可觀察到安慰劑組在食慾降低(VAS)的變化並不顯著(小於0.01)，而藏茴香萃取液組則擁有較大的數據(1.0)。在碳水化合物(Carbohydrate)的部分，90天後安慰劑組與藏茴香萃取液組的碳水化合物攝取量產生了較明顯的差異。

Table 2. Changes (mean±SD) in anthropometric index intake at baseline and after 90 day intererntion

Variable	Day 0 (baseline)		Day 90	
	Placebo	CAE group	Placebo	CAE group
Appetite test NO. of pizza slices	▬	▬	4.7±1.0	3.9±1.1
VAS	4.0±1.1	4.3±0.9	4.0±1.1	3.3±1.0
Food intake Weight(g)	1964±499	2525±1303	1938±461	2109±663
Energy (kcal)	2408±440	2496±589	2346±440	2270±596
Protein(g)	79±15	88±25	79±17	80±25
Carbhydrate(g)	319±70	345±80	313±69	315±82
Total fat (g)	99±29	94±29	95±25	85±28

來源：(Kazemipoor *et al.*, 2016)

下圖由同一研究團隊通過GC-MS所檢測的藏茴香萃取液，其成分包含香芹酮（carvone）、檸檬烯（limonene）、香芹酚（carvacrol）、γ-萜品烯（γ-terpinene）、香芹醇（carveol）和百里酚（thymol）。

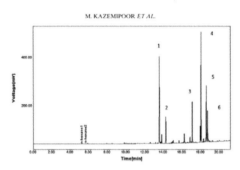

圖2. 藏茴香萃取液氣相層析/質譜成分分析

這些芳香分子單獨或產生協同作用，其抗胃腸道痙攣作用能夠降低食慾，並通過改變腸道激素和受體的分泌，影響食慾傳導器來控制飢餓，而抗菌效果亦可改善腸道菌群，改變胃腸道微生物，有益於消化系統（Kazemipoor *et al.*, 2014）。這項研究表明，每日口服30 ml的藏茴香萃取液，作用可能在於藏茴香萃取液在腸道抗微生物、抗氧化及抗發炎的作用，可有效減重與降低食慾。 ▌

參考文獻：

Ernest Small, National Research Council Canada. (ed.). (2006). Culinary Herbs (p. 283). Ottawa, Canada: Canadian Science Publishing.

Jennifer Peace Rhind, (2013). Fragrance and Wellbeing: Plant Aromatics and Their Influence on the Psyche (p.204). London, England: Singing Dragon.

Kazemipoor, M., Radzi, CW., Hajifaraji, M., Cordell, GA. (2014). Preliminary safety evaluation and biochemical efficacy of a *Carum carvi* extract: results from a randomized, triple-blind, and placebo-controlled clinical trial. Phytother ResVolum, 30(6): 981-987.

Kazemipoor, M., Hamzah, S., Hajifaraji, M., Radzi, CW., Cordell, GA. (2016) Slimming and Appetite-Suppressing Effects of Caraway Aqueous Extract as a Natural Therapy in Physically Active Women. Phytother Res, 28(10): 1456-1460.

Pooja, A., Dinesh, KS. (2014). A review on the pharmacological aspects of *Carum carvi*. Journal of Biology and Earth Sciences, S.I.(41):M1-M13.

青檸果應用於致齲菌研究

作者：DPSL講師 黃華莉　　審訂：顏憶萍 Feyond Yen

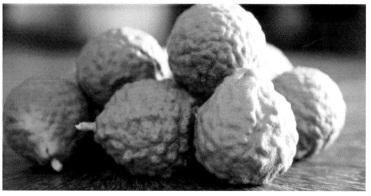

圖1、青檸果 *Citrus hystrix.L.*

中文名：青檸果 又名馬橙蜂、卡非爾

英文名：Kaffir Lime　**拉丁學名**： *Citrus hystrix.*L.

產地：泰國

植物科屬：芸香科柑橘屬

萃取部位：果實、葉片

萃取方式：蒸餾

化學成分：沉香醇（Linalool）、乙酸香茅酯（Citronellyl acetate）、香茅醛（Citronellal）、反式橙花叔醇（Nerolidol）、檸檬烯（Limonene）、萜品烯四醇（Terpinenetetraol）、乙酸橙花酯（Nerol acetate）、乙酸香葉酯（Geranyl acetate）、牻牛兒醇（Geraniol）

若多香果為多種香料的混合體,那麼葉、果皆能被萃取成精油的青檸樹稱多橙樹也當之無愧,具有強烈又優雅的多層次的果香複合氣味,其與南薑纏合的香氣,是泰國菜中最令舌尖勾魂的要角,也是泰國傳統醫學中那古意又靈氣的重要的藥草之一。

青檸果莖幹雖然外觀和檸檬性狀一樣皆具有尖刺,而葉片則為單身複葉,嫩葉為褐紫中帶黃綠,熟葉則會轉為青綠色,青檸果實表面凹凸有明顯獨特的長相,果香氣味濃郁,新鮮果汁有豐富的維他命C,根本實驗其具有抑制酪胺酸酶的活性。(*Abirami et al., 2014*)

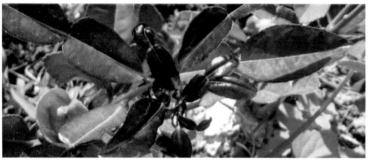

圖2. 青檸葉 kafir lime leaves

貴為泰國重要的傳統藥草植物,對於它的科學實證自然不在少數,其中有份針對青檸果精油製成不同濃度噴霧,運用於牙刷消毒,以達到蛀牙預防目的則頗有趣味。

研究者以8-11歲的小學生為實驗對象,收集兩階段的使用後牙刷做三種致齲菌-總兼性菌(total facultative bacteria)、口腔鏈球菌(oral streptococci)、轉糖鏈球菌(S. mutans)之抑菌分析,得出消毒前後有明顯的菌落減少率。可知青檸果精油有運用在口腔保健之潛力。(Mitrakul *et al.*, 2015)

考量到Chlorhexidine gluconate(CHX)長期使用在口腔清潔上的耐藥性疑慮,泰國方面針對青檸樹應用於口腔保健上取得相當的成果,據Mitrakul (2015)等作者發表的其中一份研究,發現稀釋後的青檸果精油噴霧可得到與CHX同等的抑菌功效。

引起蛀牙的原因多元，早期發現是許多的致齲菌引起，如轉糖鏈球菌(Streptococcus mutans)，會代謝醣類產生酸性物質，進而腐蝕牙齒導致蛀牙，嚴重時更可引發感染性心內膜炎。而該研究指出目前醫學上以生態菌斑假說為主，意指口腔內有常駐微生物菌群，以牙菌斑或生物膜形態存在，會與口腔環境、食物變化等因子互為影響平衡，若有生態不平衡的狀況，蛀牙便隨之而來。而刷牙是預防蛀牙的好方法之一，但牙刷卻是潛在的感染來源，已有許多研究指出牙刷與口腔疾病的確相關聯，長久不更換牙刷或有共用牙刷的情況，都會增加致病機率。故而完整的口腔保健，牙刷的清潔消毒也會是考量。Mitrakul (2015)等作者以此為發想，設計了稀釋後不同濃度的青檸果噴霧用於消毒牙刷能否抑菌的實驗。

實驗設計以泰國學齡兒童為對象。年齡在八至十一歲，共六十一位參與。受試小學生身體均健康，但經試劑測試口腔中的轉糖鏈球菌值高於一般平均值；且受試前三個月不曾接受過抗生素治療以及塗氟等專業口腔健康預防。

實驗分為兩階段，第一階段發給受試小學生一支牙刷與牙膏，以橫刷法刷牙，一天刷兩次，連續七天。第二階段回收用過的牙刷，再發給一次牙刷，刷牙方法與次數頻率同前。

第一階段的牙刷作為產生菌種多寡與種類的標準基線，不做其他處理。第二階段的牙刷則隨機分成五組：第一組為使用濃度0.12% CHX gluconate 與0.15% benzidamine漱口水做成噴霧消毒；第二組使用濃度6%青檸果精油噴霧；第三組是濃度10%青檸果精油噴霧；第四組則使用濃度13%青檸果精油噴霧；第五組則為對照組，不用消毒劑。

消毒方式為用0.6ml的消毒液，距離牙刷五公分，不同方位噴灑六次，靜置兩小時後，將牙刷置於試管，進行十倍連續稀釋，分裝出20微升的稀釋液再做瓊脂擴散法，測試總兼性菌(total facultative bacteria)、口腔鏈球菌(oral streptococci)、轉糖鏈球菌(S. mutans)三種菌的抑菌測試。

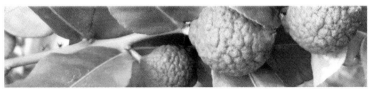

圖3. 青檸果 kaffir lime

抑菌結果以菌落形成單位(CFU/ml)呈現。從作者提供的數據可得到噴灑消毒液的四組，對菌落的減少均有成效，比率則如下圖：

	(1.)0.12%CHX	(2.)6%	(3.)10%	(4.)13%
總兼性菌 (total facultative bacteria)	88%	81%	100%	100%
口腔鏈球菌 (oral streptococci)	88%	69%	91%	100%
轉糖鏈球菌 (S. mutans)	88%	90%	100%	100%

表1 噴灑消毒液對菌落數的比較圖表(Mitrakul et al, 2015)

本研究因奠基於作者其他未發表的研究，並未詳述青檸果噴霧以何基劑？如何製成，只提示精油使用濃度。青檸果精油來源為泰國香精公司(Thai-China Flavours and Fragrances Co., Ltd.)，成分分析引用共同作者Srisukh(2012)的青檸果精油研究分析，以檸檬烯(40.65%)、萜品烯四醇(13.71%)、a-松油醇(13.2%)為主。▌

參考文獻：

Abirami A., G. Nagarani, P. Siddhuraju (2014) In vitro antioxidant, anti-diabetic, cholinesterase and tyrosinase inhibitory potential of fresh juice from Citrus hystrix and C. maxima fruits. Food Science and Human Wellness 3(1):16-25

Mitrakul, K., Srisatjaluk, R.L., Srisukh, V., Vongsawan, K.(2015). Efficacy of Citrus hystrix sprays in decontaminating Streptococcus mutans on children's toothbrushes. ScienceAsia(41): 28-34.

Srisukh, V., Tribuddharat, C., Nukoolkarn, V., Bunyapraphatsara, N., Chokephaibulkit, K., Phoomniyom, S., Chuanphung, S., Srifuengfung, S.(2012). Antibacterial activity of essential oils from Citrus hystrix (makrut lime) against respiratory tract pathogens. ScienceAsia(38): 212-217.

和風香柚
與副交感神經研究

作者：DPSL講師 陳露　　審訂：顏憶萍 Feyond Yen

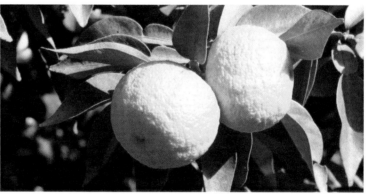

圖1. 和風香柚 *Citrus Medicus Junos*

中文名：和風香柚、香柚橡

英文名：Yuzu　　**拉丁學名**：*Citrus Medicus Junos*

產地：日本

植物科屬：芸香科柑橘屬

萃取部位：果皮

萃取方式：壓榨

主要化學成分：檸檬烯(Limonene)、柚素醛(Yuzu Aldehyde)、柚酮(5-hydroxy-3,6,7,3′,4′-pentamethoxyflavone)

[植物形態]

和風香柚外觀看似體態嬌小的葡萄柚，果實直徑在5.5-7.5 cm 之間，10月下旬開始由青綠轉黃，再轉淡橙色，11月後完全轉成為濃橙色，表皮開始呈現褶皺時是最佳採收時期。香柚葉為單身複葉亦具有芳香性，和其他柑橘屬類似。香柚喜好充足的陽光、豐富的雨量，山區大幅度的溫度落差，有助於耐寒性極強的香柚樹產生極強烈的柚香味。日本德島高知、愛媛縣等地是主要的產區。

[精油小記]

"生活中只有一種英雄主義，那就是認清生活真相之後，依然熱愛生活。"（羅曼·羅蘭）。

細品和風香柚會發現，其香甜味由一串串淡淡酸味組成。很長一段時間，對於太"甜"的香氣有種抗拒。即便如和風香柚這股純粹的甜，仍被我束之高閣。

最近人們熱議某名人在妻子孕期出軌，一瞬間好多好多人叫喊著不再相信愛情。想起一位好朋友，他和妻子分居兩國，遇到美麗的風景，他會拍下照片發給妻子。雖然他們人不在一起，但他們的心是一起的。他做bodywork的時候，動作俐落，沒有猶豫，純粹的像個孩子。

近來冥想的時候，鬼使神差的擴香和風香柚，空間中飄散著香甜微苦澀交雜出有點複雜度的香氣，仿若生命之境的微塵眾生內在原性投射。那麼一絲複雜讓人琢磨不透的人性，與一種純粹而簡單的信任在紅塵關係中緊密結合著。相信愛情也好，不相信愛情也罷。每個人都有自己的選擇。選擇相信，也許不一定會成真。但選擇不相信，就一定不會成真。突然某一刻開始理解和風香柚的氣味隱喻，人性的複雜與純粹的信任是可以混融合一的。

[精油新知]

和風香柚的甜美氣息不僅能夠帶給人陽光般的舒適，同時也從生理的角度影響著我們的身心健康。在日本，和風香柚常用於治療身心健康問題，(Matsumoto et al., 2016) 進一步研究了和風香柚對人體的影響。研究發現吸聞和風香柚精油可以提振副交感神經系統，有助於卵泡期的婦女在交感神經最激烈的時期，平緩心率、減壓、降低焦慮易怒的情緒。

具體實驗方法：通過單盲隨機控制交叉實驗來測試和風香柚精油對人身心的影響。由二十一位女性參與吸聞測試，分別於她們的卵泡期和黃體後期吸聞和風香柚精油和水，再分別測試受試者吸聞後心率及心境量表上的變化。

實驗結果顯示，僅僅吸聞十分鐘的和風香柚精油便可明顯降低心率，增加高頻心率變異性（HRV），副交感神經系統興奮，並且在卵泡期和黃體期的心境量表（全球通用測試緊張 - 焦慮的量表）測試數據中顯示對情緒有明顯的改善。

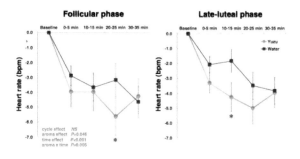

圖2. 卵泡期與黃體後期心率隨時間變化的測試　　（Matsumoto et al. 2016）

黃色線為吸聞和風香柚精油的實驗組，藍色線為吸聞水的對照組。由圖2可明顯看出吸聞和風香柚精油明顯比吸聞水心率更低。

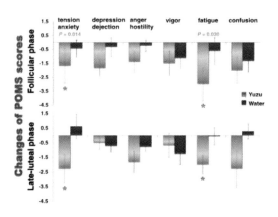

圖3. 卵泡期與黃體後期心境量表　　（Matsumoto et al. 2016）

黃色線為吸聞和風香柚精油的實驗組，藍色線為吸聞水的對照組。圖3中可看出在緊張焦慮與疲憊這兩項指標中，實驗組明顯低於對照組。顯然吸聞和風香柚精油可明顯改善焦慮緊張及疲憊的狀態。

以上實驗證實了，和風香柚精油不僅可以興奮副交感神經系統，讓人得到放鬆，同時還可以從情緒層面改善緊張焦慮與疲憊的狀態。

和風香柚透過影響我們的生理和心理來幫助我們實現體內環境的動態平衡以及心理內在的安定，就像樹根深深扎入土地，風吹過的時候便不再害怕和彷徨，在時間的長河之中堅定自己的信念與方向，保持赤子之心與純粹。▎

參考文獻：

Matsumoto, T., Kimura, T., & Hayashi, T. (2016). Aromatic effects of a Japanese citrus fruit-yuzu (*Citrus junos* Sieb. ex Tanaka)-on psychoemotional states and autonomic nervous system activity during the menstrual cycle: a single-blind randomized controlled crossover study. BioPsychoSocial Medicine, 10, 11.

土木香
與神經生理回饋作用研究

作者：DPSL講師 方妙君　　審訂：顏憶萍 Feyond Yen

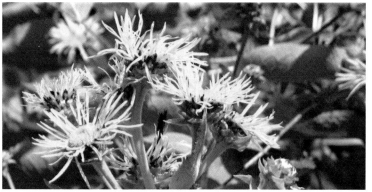

圖1．土木香 *Inula helenium*

中文名：土木香

英文名：elecampane root　　**拉丁學名：***Inula helenium*

產地：中國 匈牙利 日本

植物科屬：菊科旋覆花屬

萃取部位：根部

萃取方式：蒸餾

主要化學成分：土木香內酯（Alantolactone）、乙酸龍腦脂（bomyl acetate）、沉香醇（Linalool）、龍腦（Borneo）、松油萜（Pine terpene）、樟烯（Camphor）、β - 金合歡烯（β-Farnesene）、欖香脂烯（Olive oleate）

土木香又名青木香、藏木香，著名苦艾酒absinthe的主要成分之一，其以根部浸製的芳香水亦是重要的古傳祛痰劑（Bartram，1998），亦是重要的藏藥材（姚芳, 2008；Tobyn *et al.*, 2011）。

饒富藥性的土木香根，也是精油萃取的部份，採集最佳時機在入秋霜降待葉片全凋萎後進行，入槽內萃取前的土木香會進行陰乾去除水分，以水蒸氣蒸餾而得的土木香為流動液體狀，若以超臨界流體萃取法而得的土木香精油則保留較多的蠟質與大分子烷烴結構，故為半凝固狀。

學名為*Inula Helenium*的大花土木香是常見芳香療法中萃油的品種，其為多年生灌木，根呈圓錐形，略彎曲，有多數支根，表面暗棕色，有縱皺紋。

透過水蒸氣蒸餾法取得的精油，色澤為亮湛藍又帶點翠綠，混著土氣與木質又有清涼感的層次氣味，香調與其中文俗名相當呼應。精油內關鍵化學成份有土木香內酯alantolactone，屬倍半萜內酯以及異土木香內酯isoalantolactone、土木香醇alantol（Jiang *et al.*, 2011）。

一份刊登在歐洲整合醫學期刊的研究，非常吸引人地探討20個慣用右手、20-30歲的韓國大學生，嗅吸土木香根精油之後腦波的變化。研究者先在受試者平靜休息時取得八個區域的腦波圖，之後離其鼻部3公分距離處給予滴了純精油的試紙嗅聞，同時記錄腦波變化。

人腦中有許多如電器性的神經系統在擺動活動著，透過科學儀器則能觀察腦細胞的震頻與波動節奏，每一種腦部電流頻率波動皆影響著情緒與行為的表現。（方妙君，2015）

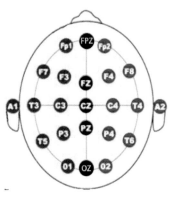

圖2. 國際10-20腦波電極配置位置

註：紅色貼片所在的是左側腦區，藍色貼片是右側腦區，黑色貼片在中央縱裂，C為冠狀溝。對於腦部與心智學研究的科學家將大腦分為四個區域：

prefrontal cortex(FP)前額葉區域：主要控制心智活動，背外側的功能為理智分析與解決問題，統整來自身體各處的感覺資訊，連結過去記憶決定我們執行何種行為。底部及下方則解析這些訊息背後的情緒意涵，控制我們的情感反應與情緒調節。

Frontal lobe(F)額葉：語言書寫表達與運動功能。
Parietal lobe(P)頂葉：屬於感覺中樞，協助感覺辨識和認知自我身體心象，理解事物的外觀結構等。
Temporal lobe(T)顳葉：聽覺中樞，也控制情緒和行為，負責短期記憶和嗅覺等。
Occipital lobe枕葉：視覺和視覺語言中樞，理解和辨識所看見的事物。

以一秒內的振幅頻率周期來區分腦波。θ波每秒4–8次頻率，反映情緒狀態，前額θ波是一種意識中斷時，身體交感神經活躍度降低，進入一種高深層的放鬆狀態，如靜坐時，前額葉則會出現θ波，進而令心靈產生「靜思入定」的高度平靜感。β波為13Hz 到 20Hz，是清醒時腦波；當個體處於精神緊張和情緒激動時會呈現快速β1波（15-18Hz）。SMR則是源於腹側基底核之12-15Hz之腦波，類似禪修時的腦波頻率。神經生理回饋訓練，常以提升SMR、降低θ波，來調理情緒上的憂鬱、焦慮不安和失眠情形。在人心情愉悅或靜思冥想的時候β波、δ波或θ波會趨於平緩。

Sowndhararajan *et al.*, (2016)比較韓國大學生嗅聞土木香精油前與嗅聞當下的腦波圖變化，結果顯示：前額、額葉、頂葉和右顳葉區，θ波都下降。左前額(Fp1)的β波，左前額和右頂葉(P4)的β1在嗅吸時都比嗅吸前下降。左前額和右頂葉的SMR/θ，左前額的SMR/β1顯著增加。作者表示：整體而言，嗅吸土木香根精油明確影響左前額葉，然後是頂葉和其他區域。

我們以其他有關腦波的研究更進一步來解讀嗅聞土木香精油對人體的影響。準確性運動，如射擊、高爾夫推桿等，優異選手或專家擊發前的SMR/θ比新手要來的高，優異選手或專家較不被外在訊息影響，縮短反應時間且更精確(高士竣等，2009)。高技能的籃球選手有較低且穩定的額葉中線θ波，有較高罰球成功的表現(洪聰敏，2014)。

談論土木香精油，文獻資料指出其能抗菌、抗氧化、抗發炎，有益呼吸(Afemei *et al.*, 2012;Deriu *et al.*, 2008;Tobyn *et al.*, 2011)，略帶翠綠的湛藍色能對應喉輪，促進溝通。此外，就上述嗅聞土木香後在腦波的刺激變化研究結果可以說明，嗅聞土木香精油亦可作為神經生理回饋的一個措施，或可有助於降低情境性壓力所產生的焦慮不安，紓壓放鬆，去除過多干擾訊息，而使人專注於當下。▌

Reference:

Afemei, M., Gille, E., Boz, I., Toma, C., Zamfirache, M. M. (2012). Aspects regarding the qualitative and quantitative phytochemical analysis of the Inula helenium species . Analele Stiintifice ale Universitatii Alexandru Ioan Cuza din Iasi. Sectiunea II A, Biologie Vegetala . 58(1), 29-34.

Bartram, T. (1998). Bartram's Encyclopedia of Herbal Medicine. London: Robinson Publishing Ltd.

Deriu, A., Zanetti, S., Sechi, L. A., Marongiu, B., Piras, A., Porcedda, S., & Tuveri, E. (2008). Antimicrobial activity of Inula helenium L. essential oil against Gram-positive and Gram-negative bacteria and Candida spp. International Journal of Antimicrobial Agents, 31(6), 588-590.

Jiang, H.-L., Chen, J., Jin, X.-J., Yang, J.-L., Li, Y., Yao, X.-J., & Wu, Q.-X. (2011). Sesquiterpenoids, alantolactone analogues, and seco-guaiene from the roots of Inula helenium. Tetrahedron, 67(47), 9193-9198.

Sowndhararajan, K., Cho, H., Yu, B., Song, J., & Kim, S. (2016).Effect of inhalation of essential oil from Inula helenium L. root on electroencephalographic (EEG) activity of the human brain. European Journal of Integrative Medicine. 502, 5. http://dx.doi.org/10.1016/j.eujim.2016.01.005

Tobyn, G., Denham, A., & Whitelegg, M. (2011). CHAPTER 20 - Inula helenium, elecampane Medical Herbs (pp. 201-210). Edinburgh: Churchill Livingstone.

方妙君 (2015)。神經系統疾病病人之護理。李和惠等編著、胡月娟總校閱，內外科護理學(下)，台北市：華杏出版社。

高士竣、黃崇儒、洪聰敏（2009）。較佳精準運動表現中專注的腦波特徵，中華體育季刊，23(3)，1-16。

洪聰敏 (2014) 。加強心智能力之運動科技－提升壓力下專注的神經回饋訓練。科學研習，53(6)，10-15。

姚芳 (2008)。 土木香化學成分的研究，內蒙古醫學院，Available from Airiti AiritiLibrary database.

高地杜松針葉、果實、木、根的組成分析

作者：DPSL講師 潘惠芳　　　審訂：顏憶萍 Feyond Yen

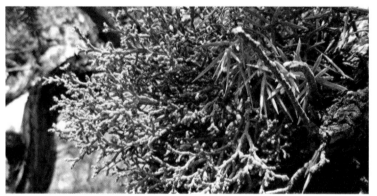

圖1. 高地杜松 *Juniperus communis var. mountain*

中文名：高地杜松

英文名：Juniper Needle 又稱 common juniper、dwarf juniper、prostrate juniper、mountain common juniper、old field common juniper、ground juniper.

拉丁學名：*Juniper communis* subsp. alpina、Gonny, 2006、（其他同義詞 *J.communis* subsp. nana、*J.communis* var. nana、*J.communis* var. saxatilis、*J.sibirica* Burgsd.）；*Juniperus communis* var.montana（溫佑君, 2003）

產地：法國

植物科屬：柏科杜松(檜、刺柏)

萃取部位：針葉

萃取方式：蒸餾

化學成分：檜烯(1-異丙基-4-亞甲基雙環己烷)、α蒎烯(α-pinene)、萜品烯-4-醇(Terpinene-4-ol)、檸檬烯(Limonene)

植物性狀及分類

高地杜松屬於灌木植物，耐寒耐旱耐濕，生長區域遍布北美、歐洲、亞洲北部和日本。常態認為高地杜松性狀多為匍匐於地面的灌木，然而在北美，植物生長性狀卻是多變，有如地毯般匍匐在地上的灌木叢或高約1.5公尺左右型態以及2-4公尺的直立形狀都有，通常普通杜松Juniperus communis L較高且多為直立型態，在歐洲的高地杜松品種英挺高拔似柏樹一般，樹高自0.6-15.3公尺不等，生長於新英格蘭的杜松最能高達7.6公尺。生長性狀隨著環境不同而異，蹤跡遍布山坡、懸崖等廣闊、乾燥、多岩石的土地。

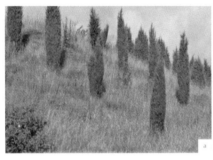
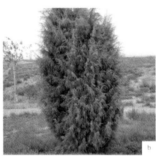

圖2. a、b 杜松Juniperus communis L.直立型態
圖片來源http://web03.bruns.de/bruns/de/EUR//Pflanzen/JUNIPERUS-communis-L.,-Gew%C3%B6hnlicher-Wacholder/p/4759

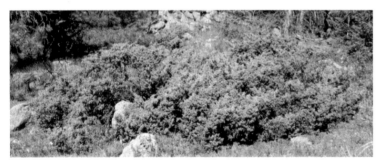

圖3. 杜松Juniperus communis L.低矮灌木型態
圖片來源http://www.puma-net.org/Mepp/04Vegetation/CommonJuniper.jpg

杜松屬有68種植物和36種變種，主要生長在北半球，分為3個次屬 Caryocedrus（1種），Juniperus (= Oxycedrus, 9-10種) 及 Sabina (其餘品種)，常見的杜松品種為*Juniperus communis*又分為4個次種 communis、depressa、megistocarpa及 saxatilis。並非杜松屬所有植物皆為高地杜松精油萃取來源，故釐清植物品種及其分類對精油使用者而言更能掌握該精油的成分及特性，植物分類整理見表1：

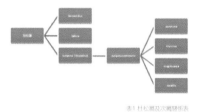

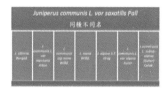

表1 杜松屬及次屬關係表

表2 高地杜松精油萃取品種

最後一種*Juniperus communis* L.var saxatilis Pall.與以下七種植物同種不同名：*J. sibirica* Burgsd.、*J. communis* L. var montana Aiton、*J. communis* ssp nana Willd.、*J. nana* Willd.、*J. alpine* S.F. Gray、*J. communis* L. var alpina Suter及*J.communis* L.subsp. alpina (Suter) Celak.。(整理見表2)

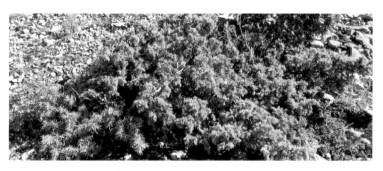

圖4　杜松*Juniperus communis* L. var saxatilis
圖片來源http://www.wikiwand.com/de/Gemeiner_Wacholder

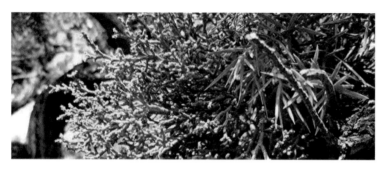

圖5、杜松*Juniperus communis L.* var saxatilis
圖片來源http://www.pflanzengallen.de/pflanzenverzeichnis.php?letter=J

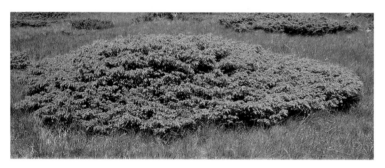

圖6、杜松*Juniperus communis. L.* subp.alpina
圖片來源https://en.wikipedia.org/wiki/Juniperus_communis

在科西嘉島*J.communis* L.呈現出2個次品種: *J.communis* L. subsp. Communis及*J.communis* L. subsp.alpina Celak，被稱為 'mountain juniper' 高地杜松的品種有*J.communis* L. subsp.alpina Celak，Peter Holmes所著之Aromatica: A Clinical Guide to Essential Oil Therapeutics所提到的高地杜松指的是*J. communis* L. var montana，市售精油中高地杜松的植物來源常見的是*Juniperus communis* nana、大都可歸屬於saxatilis這個杜松屬次屬，另外有一種Rocky Mountain Juniper E.O的植物品種為Juniperus scopulorum多見於北美，有些高地杜松精油會同時包含果實及枝葉的萃取，消費者選購時應詳見萃取來源說明。

精油成分分析

本篇主要探討 *J.Communis* subsp. Alpina這個在芳療中最常使用的高地杜松精油品種，各個部位的精油組成成分並且從文獻整理出在傳統上各個部位做為藥物其各自不同的藥學屬性及藥學應用，探究隨著時代的演進與各種不同民族文化對此藥草全株所萃取的精油的全面活性研究資訊。文獻材料中的高地杜松為 *J.Communis* L. subsp. Alpina選自生長在科西嘉中部區域的Vizzavona地區，海拔1200 公尺處的植物，所使用的果實、木跟根都切成小塊，使用水蒸餾針葉及果實萃取4 小時，木頭部分5小時、根部 6小時皆採用新鮮材料。

結果針葉及果實獲得的精油清澈液狀，木及根的油較黏顏色較深，針葉，漿果，木材和根的產油率分別是0.9%，1.3%，0.2%和0.1%。每種油經管柱層析法分餾再經GC，GC/MS 及C-NMR分析，成分組成整理如下表（Gonny, 2006）：

表3-1/3 *J.Communis* subsp. Alpina 各部位成分組成

萃油部分	成分分析		
針葉	單萜烴類 79.1% (monoterpene hydrocarbons)	氧化單萜 13.7% (Oxygenated monoterpenes)	倍半萜3.8%
	檸檬烯 30.9% (limonene) α-蒎烯 24.4% (α-pinene) β-水芹烯 12.6% (β -phellandrene)	α-乙酸松油酯 6.0% (α-terpinyl acetate) α-萜品醇 2.4% (α-terpineol)	具雙環癸烷骨架的成分如δ–及γ–杜松烯(δ- 、γ - cadinene)及τ-杜松醇(τ-cadinol)
果實	82.0%	5.3%	7.9%
	檸檬烯 49.3% (limonene) α-蒎烯 22.1% (α-pinene)	α-乙酸松油酯1.6% (α-terpinyl acetate) 其他氧化單萜成分 非常少量 皆少於0.4%	具雙環癸烷骨架的成分如δ–及γ–杜松烯(δ- 、γ - cadinene)及τ-杜松醇(τ-cadinol)

表3-2/3 J. communis subsp. Alpina 各部位成分組成

萃油部分	成分分析		
木頭	42.4%	26.9%	19.8%
	檸檬烯 19.0% (limonene) β-水芹烯 8.9% (β-phellandrene) α-萜品醇 8.4% (或α-松油醇 α-terpineol) α-蒎烯 7.5% (α-pinene) 月桂烯 1.7% (myrcene) 香茅醇 1% (citronellol)	α-乙酸松油酯 9.1% (α-terpinyl acetate) 萜品烯-4-醇 2.4% (Terpinen-4-ol) 金合歡醇 2.2% (2E,6E-farnesol) α-杜松醇 1.9% (α-cadinol) β-欖香醇 1.3% (β-elemol) 桃金孃烯醇 1.1% (myrtenol)	δ-杜松烯 1.8% (δ-cadinene) β-欖香烯 1.1% (β-elemene) β-桉葉醇 1.1% (β-eudesmol) α-桉葉醇 1.0% (α-eudesmol)
根部	4.2%	1.1%	79.1%
	α-蒎烯 1.4% (α-pinene) δ-3-蒈烯 1.3% (delta-3-carene) 檸檬烯 (limonene) β-水芹烯 (β-phellandrene) α-萜品醇 (α-terpineol) 萜品油烯 (Terpinolene) 等少於0.5%	桃金孃烯醇 (myrtenol) 萜品烯-4-醇 (Terpinen-4-ol) Carvacryl methyl oxide等少於0.5%	＊氧化倍半萜類 (oxygenated sesquiterpenes) 52.5% 主要是雪松醇 (cedrol) 37.7% 及longiborneol 8.2%還有較低含量 的諾卡酮 3.3% (nootkatone) 8-異雪松醇 0.9% (8-epi-cedrol) 與杜松樟腦 0.7% (檜腦juniper camphor [eudesm-7(11) -en-4α-ol])

表3 3/3 J. communis subsp. Alpina 各部位成分組成

＊倍半萜烴類
(sesquiterpene
hydrocarbons)
大部分是長松葉烯
(longifolene)
11.5%及α-雪松烯
(α-cedrene) 6.7%
β-雪松烯
(β-cedrene)
1.4、羅漢柏烯
(thujopsene)
1.1以及柚烯
(朱欒倍半萜
valencene) 1.7%
其餘成分含量
皆小於0.5%

由此分析結果得知不同部位萃取的精油成分比例大不相同，在精油的選擇及應用上，如能進一步了解萃取部位的成分組成，對於構思對應個案症狀的精油配方時必能切中要點發揮精油產品最大效用。

全株植物的應用

各個部位的用途從其他文獻，透過蒐集將各個學者整理文獻歸納出以下用途：
(Gumral, 2013；Banerjee, 2013；Pepeljnjak, 2005)

部位	傳統用法
漿果Berry	驅風、泌尿道抗菌藥、利尿劑、通經、促發汗、消化、抗發炎。
地上全株 Aerial parts	用於急性和慢性膀胱炎、蛋白尿、膀胱黏膜炎、腎排泄抑制、白內障和月經過多。
果實Fruit	用作殺菌劑、興奮劑、消毒劑、止血劑、慢性腎炎、偏頭痛、風濕性和疼痛性腫脹，痔瘡和幼兒結核。
樹幹Bark	兒童腎水腫、氣喘、淋病、肺膿瘍、關節炎、呼吸道感染、糖尿病、膀胱感染、慢性腎盂腎炎、咳嗽、腹部疾病和皮膚病。

表4 J. communis subsp. Alpina 各部位成分用途

高地杜松精油能有效排除身體多餘的液體淤積，可與絲柏搭配做成身體按摩油、心理上的應用則能讓人發覺隱而未見的事件或感受。在歐洲，杜松枝葉被認為能抵擋惡魔，枝葉掛在屋內會讓女巫因好奇而停下來計數葉片數量，因葉數繁多總是會遺漏故沮喪之餘就會離開而達成家宅平安的目的，所以敏感的人可隨身攜帶高地杜松精油作成的噴霧劑，灑於環境中或物品上，作為清潔保護之用。▌

參考文獻:

Marcelle Gonny, Carlos Cavaleiro, Ligia Salgueiro and Joseph Casanova. Analysis of Juniperus communis subsp. alpina needle,berry, wood and root oils by combination of GC, GC/MS and 13C-NMR. FLAVOUR AND FRAGRANCE JOURNAL, 2006; 21: 99–106.

N. Gumral, D. D. Kumbul, F. Aylak, M. Saygin, and E. Savik. "Juniperus communis Linn oil decreases oxidative stress and increases antioxidant enzymes in the heart of rats administered a diet rich in cholesterol". Toxicology and Industrial Health, 2013.

Peter Holmes,Aromatica: A Clinical Guide to Essential Oil Therapeutics. Volume1 : Principles and Profiles. p220,2016,SINGING DRAGON.

Souravh Bais, Naresh Singh Gill, Nitan Rana, and Shandeep Shandil. A Phytopharmacological Review on a Medicinal Plant: Juniperus communis. International Scholarly Research Notices, Volume 2014.

S. Banerjee, H. Singh, and T. K. Chatterjee. "Evaluation of anti-diabetic and anti-hyperlipidemic potential of methanolic extract of Juniperus Communis (L.) in streptozotocinnicotinamide induced diabetic rats". International Journal of Pharma and Bio Sciences, vol. 4, no. 3, pp. P10–P17, 2013.

S. Pepeljnjak, I. Kosalec, Z. Kalodera, and N. Blaˇzeviˊc. "Antimicrobial activity of juniper berry essential oil (Juniperus communis L., Cupressaceae)". Acta Pharmaceutica, vol. 55, no. 4, pp.417–422, 2005.

紅花緬梔的
消炎抗氧化能力

作者：DPSL講師 陳麗芳　　審訂：顏憶萍 Feyond Yen

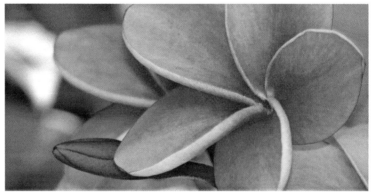

圖1、紅花緬梔 *plumeria rubra*

中文名：紅花緬梔

英文名：Frangipani　**拉丁學名**：*Plumeria rubra*

產地：墨西哥、西印度群島

植物科屬：夾竹桃科雞蛋花屬

萃取部位：花朵

萃取方式：蒸餾

主要化學成分：柳酸苄酯(Benzyl salicylate)、苯甲酸苄酯(Benzyl benzoate)、棕櫚酸(Palmitic acid)、月桂酸(Lauric acid)、金合歡醇(Farneso)、肉荳蔻酸(Myristic acid)、橙花叔醇(Nerolidol)、牻牛兒醇(Geranio)、2-苯乙醇苯甲酸酯(2-Phenylethyl benzoate)

紅花緬梔精油的香氣，單聞可能讓人感覺過於濃烈，帶著強烈的熱帶風情，稀釋後再品她層次豐富的花香：有梔子花般的粉香，隱約中還有一些木質的調性，猶如柔中帶剛的女俠。

緬梔類的花朵常見白色或紅色。在中國南方，白花緬梔是常見的行道樹和庭院植物，雞蛋花的名稱來自白花緬梔的花色是白裡透黃，就像水煮蛋的顏色，五片花瓣造型獨特別致，是辨識度極高的芳香植物。近年來從東南亞引進了顏色更為亮麗的紅花緬梔，其正種為桃紅色花朵，還有黃色和三色花（一朵花上同時有白、黃、桃紅三色）的變種(中國科學植物研究所，2002)。根據筆者的觀察，花色深淺和環境關係密切，例如在比原產地南美洲更為寒冷的廣東，紅花緬梔以粉紅色為主（以同一植株近十年的花色觀察）。

中國南方有各種食膳配方，用於調理南方過多的濕氣等常見問題，而這份紅花緬梔的消炎抗氧化能力的報告，則以實證的方式，讓我們瞭解紅花緬梔除了花朵類精油常見的抗氧化能力外，還能處理炎症問題，看到了芳香運用上的各種可能。

紅花緬梔鮮花採集于印度泰米爾納德邦羅弗貝蘭巴盧爾區工程學院的花園，經印度泰米爾納德邦貝裡亞爾e.v.r.學院植物研究所主任鑒定，品種無誤。

在室溫環境下（25℃- 30℃），2公斤鮮花在90%乙醇溶液裡浸泡了72小時。之後過濾乙醇提取液，將萃取物置在真空，得到乾粉，將粉末溶解在DMSO溶液中，準備進行抗氧化和抗炎實驗。

實驗1　DPPH自由基清除測試

該試驗使用96孔板。以200μlDPPH溶液，在微量滴定板分別加入10μl測試樣本或1010μlDPPH溶液。

實驗組和對照組的的最終濃度分別為1000、500、125和31.25μg/ml。微量滴定板在37℃下孵育30分鐘，實驗組溶液以酶標儀測試其吸光度，測試標準為490nm。

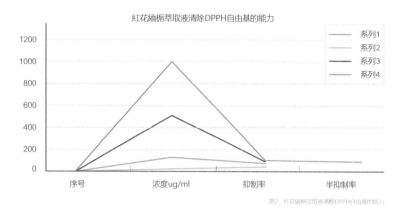

紅花緬梔萃取液清除DPPH自由基的能力

圖2. 紅花緬梔萃取液清除DPPH自由基的能力

總抗氧化能力的測定基於phosphomolybdenum[2]方法和將還原鉬從（VI）降低為鉬（V），由於萃取液生成了綠色鉬（V），其最高吸光度可達695nm。

實驗2 ABTS自由基清除測試

ABTS自由基清除測試使用被輕微改性的銖。 14.7mM的過氧二硫酸銨加入5毫升蒸餾水，成為7mMABTS。

混合液在在室溫下放置24小時。藍綠色的ABTS自由基溶液被進一步稀釋，使其吸光度為0.70±0.020 734 nm。不同濃度的樣品溶液加入乙醇後溶解（20μmg/L），再加入980μL ABTS自由基溶液，混合液在黑暗中孵育10分鐘。

吸光度的標準值為734 nm。控制管含20μL乙醇，並按上述方式處理自由基溶液。參照組使用不同濃度的抗壞血酸維生素C。

1.［nM是一極濃度單位，1nM=0.23ng/ml］

2.［Phosphomolybdenum是一種抗氧化能力測試。根據鉬酸鉬（VI）還原為鉬酸鉬（V），據取物原組（VI）的孵化，測測觀者的由萃取物中含抗氧化成分，通過 記錄在695 nm處的吸光度（檢測還原鉬絡合物）進行評估。］

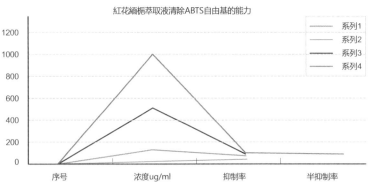

圖3. 紅花緬梔萃取液清除ABTS自由基的能力

實驗3 消炎能力

人類紅血球細胞（HRBC）膜穩定法

實驗者稍加修改了（gopalkrishnan & sakat法[3]）的部分步驟。實驗者收集了健康志願者的紅血球細胞，在採樣前2周，志願者沒有使用過任何非甾體類抗炎藥。紅血球細胞混入阿爾塞弗溶液等體積（2%葡萄糖、0.8%檸檬酸鈉、0.5%檸檬酸和0.42%氯化鈉），於3000 rpm離心。濃集細胞使用等鹽度線進行清洗，得到10%的懸浮液。以蒸餾水製備了各種濃度的提取物（毫克/毫升），再加入磷酸鹽緩衝液1毫升，2毫升低鹽水和0.5毫升的人類紅細胞懸液。它在37°C孵育30分鐘，以3000 rpm離心20分鐘，上清液中血紅蛋白含量，以分光度法測量為560nm。雙氯滅酸鈉（100 Jg / ml）為參考標準，控制組不含紅花緬梔萃取物。實驗進行了三次，採用了三次實驗的平均值。

3. [Gopalkrishnan法:此方法首度在M. KAMALUTHEEN, S. GOPALAKRISHNAN and T.SYED ISMAIL（2009）三人合作的論文Anti-inflammatory and Anti-arthritic Activities of Merremia tridentata (L) Hall. f.出現，用於研究對水腫的抑制作用。
Sakat法:此方法首度在S. Sakat, A. Juvekar and M. Gambhire (2010) 三人合著之論文 In-vitro Antioxidant and Anti-inflammatory Activity of Methanol Extract of Oxalis Corniculata Linn.
收集新鮮全血（10毫升）並轉移到肝素抗凝離心管。管以3000 rpm 的速度離心10分鐘，以等量生理鹽水清洗三次。使用生理鹽水，重組為10% V / V懸浮液。
反應混合物（2毫升）包括1毫升的測試藥物溶液和1毫升10%紅細胞懸液，對照組只用生理鹽水。阿司匹林為標準藥物。含反應混合物的離心管在56°C水浴30分鐘。孵化結束時，以自來水冷卻離心管。反應混合物以2500 rpm的速度離心5分鐘。上清液的吸光度為560nm。實驗進行三次。]

對人紅細胞膜的穩定性或保護率，使用下列公式計算：

$$抑制率（\%）= \frac{100 - 實驗組的吸光度}{控制組的吸光度} \times 100$$

序號	濃度(μg/ml)	抑制率
		紅細胞膜穩定 中間值± S.E.M. (S-I)
1	100	20.43 ± 0.83
2	200	36.19 ± 1.48
3	400	53.82 ± 1.36
4	600	75.64 ± 1.74
5	800	84.02 ± 1.08

表1、紅花緬梔萃取液穩定人類紅細胞（HRBC）膜的實驗結果

白蛋白變性法

實驗者稍加修改了（sakat法[4]）的部分步驟。實驗混合物中含紅花緬梔萃取物及1%的牛血清蛋白，並使用少量的HCl鹽酸調整其PH值。實驗物在37°C孵育20分鐘，並以51°C加熱20分鐘。實驗物冷卻後，液體中白蛋白的含量，以分光度法測量，其數值為660nm。

雙氯芬酸鈉為參考標準，實驗進行了三次，採用了三次實驗的平均值。

4. Sakat法：此方法首度在S. Sakat, A. Juvekar and M. Gambhire (2010) 三人合著之論文 In-vitro Antioxidant and Anti-inflammatory Activity of Methanol Extract of Oxalis Corniculata Linn。該方法參照水島等25人的方法，稍作修改。反應混合物由不同濃度的實驗萃取物加入1%牛血清白蛋白的水溶液而成。混合物的pH值使用少量1N HCl調節。樣品在37°C環境培養20分鐘，然後加熱至57°C 20分鐘。冷卻後的樣品，使用分光光度法測定其濁度為660 nm。實驗進行了三次，蛋白質抑制率的計算方式如下：抑制率＝（控制組—實驗組）x 100 /控制組

對蛋白質變性的抑制率，使用下列公式計算：

$$抑制率（\%）= \frac{控制組的吸光度 - 實驗組的吸光度}{控制組的吸光度} \times 100$$

序號	濃度 (μg/ml)	抑制率
		紅細胞膜穩定 中間值± S.E.M. (S-I)
1	100	24.15 ± 0.12
2	200	38.59 ± 1.42
3	400	48.16 ± 0.34
4	600	76.52 ± 1.46
5	800	88.12 ± 1.89

表2. 為紅花緬梔萃取液抑制抑制白變性的實驗結果 (N. Muruganantham, S. Solomon & M. M. Senthamilselvi,2015)

本研究表明，紅花緬梔萃取物（乙醇萃取物）的展現的抗炎和抗氧化能力，可應用於治療關節炎。這種能力可能是由於其酚類和黃酮類成分，未來將繼續進行相關的研究。▌

參考文獻：

中國科學植物研究所。中國高等植物圖鑒（第三冊）。北京：科學出版社，
　　2002，頁414。

N. Muruganantham, S. Solomon & M. M. Senthamilselvi(2015).Anti-oxidant
　　and Anti-inflammatory activity of Plumeria rubra （Flowers）

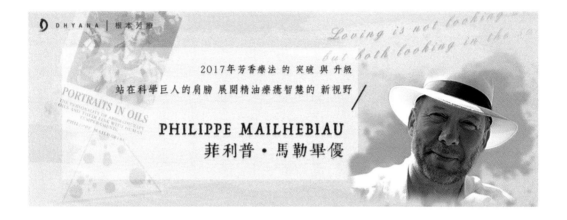

2017年芳香療法的突破與升級

站在科學巨人的肩膀展開精油療癒智慧的新視野

2017年芳香療法の突破とアップグレード-
科学巨人の肩の上に立ち、精油で知恵を生み出し
新たな視野を広げよう

作者：Molly 　 譯者：丁嘉瑩

涼しい秋風が吹く度に、我々はフランスの芳香療法の大立者であり、芳香分子構成三角図表（Triangle De Composition Biochimique）の創始者として知られるフィリップ・メユビオ（Philippe Mailhebiau）氏を講師に迎えて開講しました。活気に溢れたコース、機知に富んだ言葉、豊かな四肢の動きで大いに盛り上がった現場、メユビオ氏が教えたアロマ植物人格診断は更に受講者達の耳目を一新させ、腕の疲れが出るほどメモをいっぱい取り、コースが終わっても教室から出る気がないぐらい大好評を博しました。

芳香療法を思いつくと、どんなイメージを持っていますか？
ロマンチック？飄逸？或いは俗離れしてると思っていますか？
メユビオ氏はコースの冒頭に「芳香療法は慎重な科学である」という主旨を示しました。大量的で比の異なる芳香分子が集まって様々な香りを構成し、成分の違いで精油の使い道も変わります。アロマの知識を勉強している間に、芳香化合物に困惑することもしばしばありますが、メユビオ氏は例を使ってわかりやすく解釈し、有機化合物の違いを即わかるように教えてくれました。例えば、ヘリクリサム、うっ滞除去作用があると知られ、その働きの有効成分はベータジケトン（β-diketones）ですが、実際に血流改善の効果に達するため、ヘリクリサム精油のベータジケトンの含有率が5％以上としなければならないことを、ご存知でしょうか。ヘリクリサム精油のベータジケトンの含有率は5％以下だと、その中にある酢酸ネリルの抗炎症作用だけが期待できます。

秋風送爽，我們在微涼的秋天，迎來了法系芳療重量級人物、芳香三角模型創始人菲利普·馬勒畢優（Philippe Mailhebiau），大師講課生動活潑，妙語如珠，豐富的肢體動作讓現場氣氛相當熱烈，大師所分享的精油植物人格更是讓學員們耳目一新，抄筆記抄得手酸也捨不得下課。

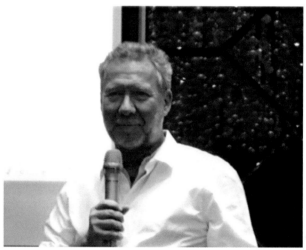

圖1. 菲利普·馬勒畢優（Philippe Mailhebiau）

當你一想到芳香療法，會想到什麼樣的形象？
浪漫？飄逸？不食人間煙火？
馬勒畢優大師在課程的一開始便開宗明義告訴我們：芳香療法是一門嚴謹的科學。

大量的、不同比例的化學芳香分子構成了各式各樣的香氣，也造就了不同精油的不同效用;在學習精油的過程當中難免會對於化學芳香分子感到困惑，馬勒畢優大師在課堂上用深入淺出的舉例讓大家立刻秒懂精油化學分子的差異，例如:永久花。大家都知道永久花精油具有化瘀的功效，其功效來源主要是其中重要的化學分子-永久花雙酮，但是你知道嗎？事實上要達到化瘀的功效，永久花雙酮的比例要達到5%以上，當永久花精油中的永久花雙酮比例在5%以下時，便僅有當中乙酸橙花酯所能達到的消炎的效果。

［質問］多感な人、繊細な人、恋愛で本命には出会えなく、傷付けられながら次の相手を探す人は、どのアロマ植物人格に分類されますか？

答えは、プチグレンです。

アロマ植物人格診断について、長年にわたり研究してきたメユビオ氏は、植物のイメージに当てはめてそれぞれの人格に応じて適切な説明を行いました。サイプレス精油から導かれる人格は、人生経験を何回も積み重ねた古い魂を持っているような特徴があります。プチグレンは35歳〜45歳で半熟女から熟女になってく女性のようです。一方、ラベンダーは自分のことを忘れるほど、他人に尽くしすぎる女性みたいです。これらの生き生きとした描写を通し、擬人化された植物はまるで目の前に現れるように振舞っていました。

アロマ植物人格を学んだ上、メユビオ氏は視座を更に上げ、芳香分子に基づき、人文科学の観点から各ケースの身体症状とその裏に隠されている原因を検討しました。

メユビオ氏は特にいくつかの点を強調しました。

※過去を変えることはできない

※未来は計画を立てて準備ができるけれど、予測はできないのだ

※人間は「今」しか生きられない。過去や未来に囚われないで

※「今」と「過去」と「未来」は密接に繋がっているので、どんな結果になろうとも、あなたが決めること

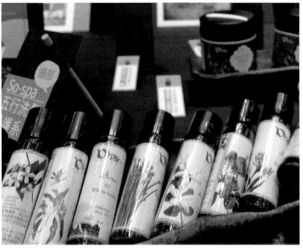

圖2. 視頻照片

［問題］性格上多愁善感、很敏感，情感的路上總是遇不到對的人，帶著一身傷痕尋尋覓覓，這是哪一種植物人格特質？

答案是，苦橙葉。

在植物人格的部分大師更是有多年的研究心得，對於每一種精油的植物都有貼切的人格描述：絲柏這隻精油的植物人格是個經歷人生百般歷練的老靈魂，苦橙葉則是個35-45歲正準備從輕熟女轉而為熟女的女人，薰衣草則是位不斷為他人付出，甚至忘了照顧自己的女性......透過這些生動的形容，植物各自人格化的形象彷彿就在我們眼前，活靈活現。

除了學習不同的植物人格特質，馬勒畢優大師更是拉高了我們的視野，由芳香分子作為基礎，繼而從人文哲學的角度去探討個案生理症狀與背後隱藏的根本原因。

大師特別強調了幾個重點

*過去已經過去，無法改變

*關於將來你可以做計畫與準備，但將來依然是不可預測的

*人只能活在當下，不能活在過去或將來

*而當下是一個將過去與將來緊密結合的狀態，也是由你個人決定的主觀觀念

アロマセラピーコースなのに、こんな観点を持つのはなぜでしょうか？

メユビオ氏は「各ケースの現状は過去の積み重ねである。その積み重ねでやがて大きなストレスや負担になり、各ケースの心身に症状が出てしまう」を強調しつつ、ケースの身体面の症状に目を付ける時、心理面の症状も見落とさないようにしなければなりません。何故なら見落とした心理状態は将来の症状になるかもしれません。人間の身体と心理面はこうやって繋がり合い、切っても切れない関係です。

その同時に、「アロマセラピストは付き添うこと。私達は各ケースのお客さんに付き添って苦しみを乗り越えるべきだと言っても、決して代わりに決断してはいけない。お客さん達の代わりに彼らの人生を過ごせないので」と、メユビオ氏が指導をしてくれました。

各植物に導かれ、それぞれのイメージが頭に浮かび、精油の香りも教室の中に漂っていました。メユビオ氏の諧謔で透徹した見解を聞きながら、豊富な香りを堪能することができたので、受講者の皆様も十分に満足しているようでした。

メユビオ氏はタイム（thyme）をこんな風に解釈しています。「タイムは詩人でも頭脳労働者でもなく、土地と密接に繋がっている人のようなのだ。タイムは土地との友好関係を結ばせて、穏やかな気持ちにさせてくれる。コンクリートジャングルで長年生活している現代人に、大地に根を下ろすことを思い出せて、イライラしないようにさせる。

タイムにとって、万物は規則性を持っている。だから私達も天地自然の理に従って、焦らないで速成しないように物事を進みましょう。」

為什麼芳療的課程會提這樣的觀點呢？

馬勒畢優大師不停的向我們強調，個案現在的狀況來自於他過去所發生的事件累積，當過去所累積的情緒或壓力無法消化，就會造就了個案現在的症狀；而大師也提醒我們，除了處理個案的症狀，也不能忽略了個案的心理情緒面，因為當下未處理的心理狀態，將造就個案將來可能產生的症狀，人的生理與心理狀態就是這樣彼此相繫，無法切割。

同時，大師也提醒我們，芳療師是陪伴的角色，我們陪伴個案走過某些難熬的時刻，但不管多麼煎熬，絕對不能幫個案做任何決定，因為我們無法代替個案過他的人生。

每一種植物的人格勾勒出不同的形象，而這些植物精油的香氣在課堂上流轉，我們聽著大師精闢風趣的見解，聞著各種飽滿的香氣，過癮極了。

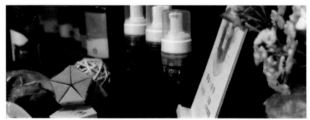

圖3 現場照片

大師這樣形容百里酚百里香：百里酚百里香不是一個詩人或是腦力工作者，而是一個與土地緊密連結的人；它讓我們與土地連結，增加我們的穩定性，幫助生活在都市叢林已久的現代人，重新練習扎根，不那麼浮躁。

現在生活快速的步伐讓我們習慣速成，付出之後就立刻要得到收穫，而過程之中的醞釀等待都被快速帶過，我們忘記了享受生活，享受生命；美好佳釀需要時間熟成，如同百里酚百里香讓我們放緩腳步，重新體會等待的美好，不止收成結果，也享受過程當中的美好體驗。

對於百里酚百里香來說，萬物皆有規律，我們應該順其自然，速成不得。

ある人が隣の人のポケットに手を入れるのを見かけたら、その人は万引きをしているのだと思いますか。

バジル人にはそう思わなく、メユビオ氏が「バジル人なら、『いいな、その人のポケットにキャンディーを入れてあげた！』と思うよ」と述べました。

これこそ生まれつきピュアなバジル人です。

バジル人の眼中に、万事万物が規則的に進むべき、全ての物事は美しいと思われ、何事も心配しないようで、いつもポジティブに見えます。しかし、その反面、他人の憂いがわかりませんので、大したことないと思い、無神経な人と言われる時もあります。

不眠の問題を解決するため、不眠の原因と症状により適切に対処することが必要なので、真正ラベンダーだけが唯一の選択肢ではありません。こんな時こそ、何もかもが当たり前のように思い、ピュアでストレートに考えるバジルは、考えすぎによる不眠にぴったりです。ぐるぐると思考が回り続け、夜はベッドに入っても明日の予定とかを考えてしまうビジネス関係者の不眠症に、バジルは母性愛満々な真正ラベンダーよりふさわしいです。

當看到有人把手伸進另一個人的口袋裏，你會覺得這個人是在偷錢嗎？

熱帶羅勒人可不這麼認為，大師說，熱帶羅勒人會覺得，真好，他放糖果到那個人的口袋裡呢！

這就是天性天真的熱帶羅勒人。

在熱帶羅勒人眼裡的世界，萬事萬物都在應運行的軌道之中，所有的事物都是美好的，熱帶羅勒人從不為任何事物擔憂，它看事物的角度永遠這麼正面樂觀，反過來說，當它看到別人的憂慮也感覺沒什麼大不了的，有些人就會因此而覺得熱帶羅勒人挺沒心沒肺的。

處理失眠問題需要依照失眠的成因與症狀來對症下藥，不是只有真正薰衣草這麼一個選擇，所以呢，凡事理所當然，天真又直線思考的熱帶羅勒對於思慮過重型的失眠就具有療效了，總是腦子轉個不停，晚上躺在床上還是一直想著明天要做些什麼的商業人士，就比較適合使用熱帶羅勒處理失眠，而不適合母愛滿滿的真正薰衣草了。

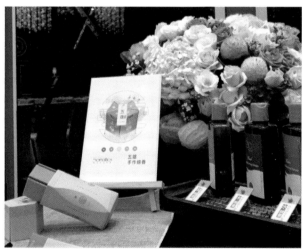

圖4　展場照片

三日間のコースでわかったことは、不眠を引き起こす全ての原因を、ただ一本の精油で判断したり対処したりすることができません。不眠の原因により、相応の精油を選び、表の原因に目を付ける一方、その背後に隠れている原因も見つけ出すべきことを知り、経験豊富なメユビオ氏から教わった事で十分な成果を上げました。三日目のコースの終わりに近づく時、メユビオ氏はわざわざ質問時間をとっておき、現場にいる受講者達のひとつひとつの質問に飽きることなく丁寧に答えてくれました。最後に、より詳しいグラフの説明を足し、コースの最終段階まで知識を吸収できてコスパが最高でした。

コースの初日目、メユビオ氏が解釈してた一本目の精油は母性愛を代表する真正ラベンダーで、コースの三日目に説明してた最後の一本の精油は、子供のような純粋無垢の象徴であるレモンでした。母性愛を代表する真正ラベンダーを始め、幼児のような純粋さを代表するレモンで終わり、母親から子供まで、コースの内容全体は命の伝承と繰り返しにかかわり、とても意義深いです。コースの最後に、メユビオ氏は深意を含め指導してくれました。「覚えといて、物事には表と裏の意義がある。私達は常にプラス思考で対応しなければならない。手に握るすべてのことに感謝しましょう。」

三日間のコースはあっという間に終わりました。しかし、心を揺り動かされるような感動は、忘れようとしても忘れられません。今回の講座を受けた受講者達も、今まで馴染んだ精油を改めて認識し直しましたでしょうか。科学、哲学、植物学などの視点から精油を見て、理性と感性のバランスを取ることを学び、これこそが最高の成果を収めることでしょう。

三天的課程讓我們明白了單純用一支精油恐怕無法解決所有失眠問題的原因，需要依照不同的失眠起因配合使用不同的精油，也明白除了表面上所顯現出來的原因，還要學習看隱藏在個案背後的原因;大師豐富的個案處理經驗讓我們收穫滿滿，在第三天課程的尾聲，大師更是貼心的保留了一段時間讓大家提問，對於現場大家所提出的每一個問題，大師都仔仔細細不厭其煩的回答，最終還補充了更詳細的圖表解釋，讓大家在課程的最後階段又可以多吸收一點大師的內容，真是超值。

課程第一天大師講解的第一支精油是代表母愛的真正薰衣草，課程第三天大師所講述的最後一支精油為象徵兒童般天真的檸檬，大師帶領著我們從代表母愛的真正薰衣草開始，到代表孩童般天真的檸檬結束，從母親到孩子，整體課程內容象徵著生命不斷的傳承循環，別具意義;大師最終更是充滿深意的提醒我們：記得，事物總有正面與負面的意義，我們永遠都要學著用正面的角度看事情，對於所擁有的一切，心懷感謝。

三天的課程很快便結束了，然而課程帶來的激盪與感動卻一直在我們每個人的心中徘徊不去，相信參與課程的每一位學員都對於我們所熟悉的精油有了一番不同的見解，也學會了如何從科學、哲學、植物學等等的角度去看待精油，在理性與感性之中取得平衡，這就是我們最美好的收穫！█

逆勢而生—杭白菊

作者 / Keke

位於台灣苗栗南端的銅鑼鄉
氣候屬於副熱帶季風氣候
微弱酸的棕紅土壤，日夜溫差大
濕度相對偏高
是杭菊適種的好地理環境

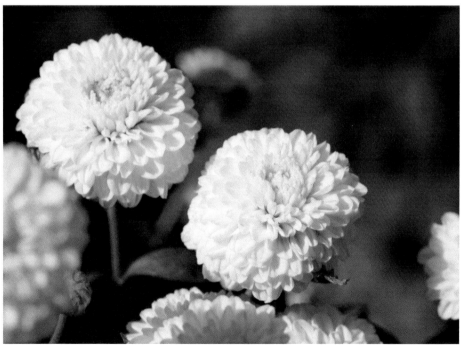

圖1. 杭白菊 *Chrysanthemum morifolium*

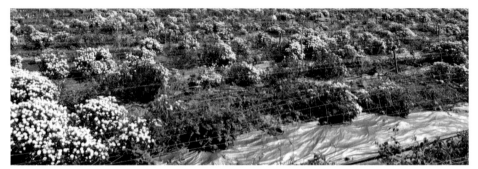

圖2. 杭白菊田

一如往年，在每年開春即在老植株從新芽株挑選健康的芽苗移至苗盆落土，後即育苗落土的杭白菊苗，則開始經歷了一年雜草的競爭、蟲害的考驗，待植株漸長時，人工以網線為其為支撐，再任其於強風驟雨中進行自我萃練直到收成。。

每到十月過後農忙之際，根本芳療的Feyond老師啟動全台年度特藥用作用農家巡禮，除了年覆一年地持續田野研究記錄、同時也慰勞農家一年的辛苦，與農家交換年度耕作心得，探看今年的農作栽種狀態。今年是根本與杭白菊農家契作進入第五個年頭。

頗濕熱又微涼的台灣11月中，進入杭菊採收期，Feyond老師車才剛開進九湖台地，在田間整片雪白依舊的花景裡似乎嗅聞到了一股不尋常的氣氛，花田量減少了，過去會路過的杭菊田休耕面積看起來多了，近看雪白的杭菊較去年的盛豔亮麗多了點淡淡地褐斑。

到訪當日，是開採初日，陸續採收的花農正扛著一袋袋的雪白杭菊鋪放在蔭乾台上，來往幾趟花田與蔭乾亭間辛勤地穿梭著，暴露在烈陽下的臉龐曬得滿臉通紅，額頭滑落的汗水也不曾使他們的腳步停歇。

被鋪勻在蔭乾台上進行蔭乾的杭白菊，一朵朵遠看像是爆米花的小花在地上鋪開，滿室雪白與杭菊香，隨著秋風飄出沁雅的清香，也不由得令人遙想由這些得來不易的純白小花萃出的純露該是多麼芬芳啊！

農家小忙一番後，即陪同老師到杭菊田走看看植栽狀況。一入園區後，整片農園卻不如想像中的那般橙黃銀白。農家娓娓道來今年第一場風災後，首先面對的是折損無數的杭菊，在風害雨水的襲擊後，突來的高溫，蟲害的感染更考驗了許多杭菊免疫力，為幫根本作物守護住品質，農家多年來也被教育順天而行的接受所有結果，最後總收成量較往年足足少了四成。2016的農作在台灣的確是考驗一年，提早來訪的雨季，接二連三的強颱，除了糧食作物飽受災損之苦，對於特藥用作用而言，也是浩劫的一年。

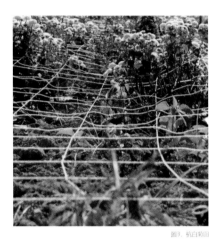
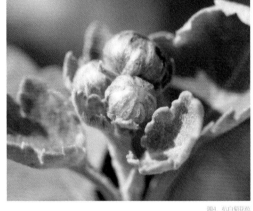

圖3. 杭白菊田　　　　　　　　　　　　　　　　　　　　　　　　　　圖4. 杭白菊花苞

「老師放心，我們已覓到另一處較能擋風遮雨的台地，四周也會用作物藩籬來隔阻其他可能的藥物感染，明年會更好！」

面對少了4成收成，卻仍信心心滿滿，眉頭無任何糾鎖的農家，也面對颱風洗練過後仍傲立在陽光下的杭菊，氣候異常，受變化莫測天候操控的農民，單仰賴根本孤身支持足夠嗎？Feyond老師的心頭是千滋萬味。

想像著一朵朵潔白無瑕的花朵在颱風暴雨肆虐的當下被狠狠打落，而努力堅持下來的小花們又是何等堅強？

品飲一口2016杭白菊純露，深嗅一抹精油香氣，
也許能嚼出濃縮於浩劫後再度綻放在晴空下迎風搖曳的杭白菊能量！

| 杭白菊純露小檔案

杭白菊花期於11－12月，純露所摘採用的杭菊為初綻放花中心亮黃的花朵，此時期甘甜醇香，帶著淡雅恬靜的氣味，能消炎解燥，獨有的「杭白菊酸」最豐富，這也是使得其純露的pH值落在5.5，是最親近皮膚的弱酸成份。▌

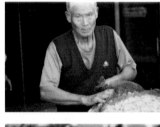

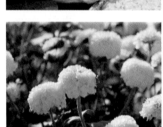

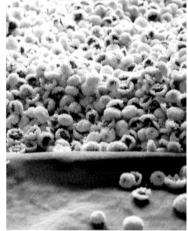

圖5、與根本契作五年的農家
圖6、活力洗練的杭白菊
圖7、活力洗練的杭白菊

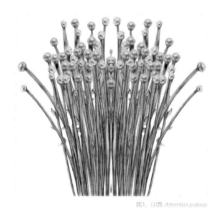

圖1. 印蒿 *Artemisia pallens*

甘味人生
印蒿回春潤膚精露

作者 / Sheena

50歲渴望回春，是對生命新陳代謝的拉鋸戰，亦或是未臻之事太多，對將走入年歲秋初的恐懼？人生中為什麼悲傷總比快樂多，從年輕時無憂，走入中年時茫然困頓，仿若自廣闊的加洲10號道路，走入阡陌裡的小徑，如此大的反差，夢迴子夜之際，反覆低沈檢視來時之路，到底哪裡出了錯？是人性底層的欲求不滿驅動？亦或人生從沒學習過如何尋方向的茫然感？

微醺的印蒿回春似乎給了我答案！

乍聞印蒿濃郁的酒香，仿佛坐進了時光隧道，從幼時喪父的徬徨，到失去摯愛母親時的椎心之痛，甚而夫妻、親子間的衝突、更年期的障礙，一幕幕的情景仿若在眼前，在這酒香中我悲喜交加，嘴角微揚的流下了淚！

啊，原來，這是我一直以來心中隱隱的遺憾，我竟茫然不知，卻在這微醺的空間裡，和過去連上了線，終於，一直以來難以面對的往事，卻在這奇妙的氣味中徹底被解放了，面對心理的清算，我不再迴避，很奇妙，竟有一股莫名的舒暢感!

精油真的很奇妙，他會呼應內心的需求，徹底療癒撫平內心的傷痛，印蒿回春甜美的後調，給了我安定的力量，使死寂的心靈再度活躍起來，讓我重新感受到再生活力，猶如走過千山萬水，一切都已雲淡風輕！揮別過往築夢踏實，帶著我的印蒿回春精露唱出我的希望，走向甘味人生，春天，我來了。

來自大地餽贈的極致芬芳
——香料熏泡

作者 / 張瑞娟（JOJO）

美食相關的影片很多，其中在豆瓣影評得8.2分的《香料共和國》是我百看不厭的一部。

經營香料店的外公給小孫兒傳授的香料哲學令我著迷。他會用香料擺出金木水火土，給小主人公講述關於生命、宇宙和地理的各種知識。

星空裡有看得見的，也有看不見的。看不見的，好像食物裡的鹽巴，只要好吃，看不見鹽巴又何妨？但精華就在鹽巴裡。睿智的長者影響了主人公的一生。這不是一部單純關於「吃」的電影，而是在戰爭、離鄉背井為大環境下的故事。

"土耳其人趕我們走，因為我們是希臘人；希臘人收容我們，卻又視我們為土耳其人"。

在這種無法融入當地生活，毫無歸屬感的委屈情景下，貫穿全片豐盛的香料和美食講出了生活哲學。**生命中不能沒有香料，就像不能沒有太陽；生活和食物一樣，都有加油添醋才完美。**

小茴香味道強烈，能讓人變得內斂；肉桂能讓人兩情相悅。多香果帶來五彩繽紛......生活因為有了香料，五顏六色，多姿多彩，不再墨守成規。

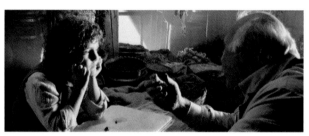

圖1，《香料共和國》劇照

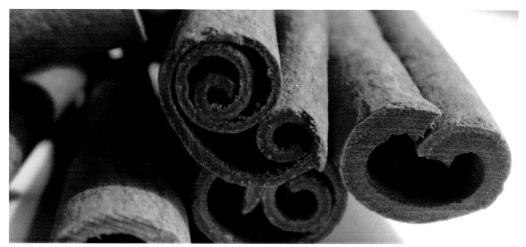

圖2、肉桂皮 *Cinnamomum verum*

香料，也帶給世界格局的改變；航海時代香料稱為列國爭奪的"珍寶"，貴族以擁有香料作為財富的象徵之一。香料也稱為"家庭和諧"重要的元素之一。

東南亞國家，尤其印度，自古的歷史充斥著香料，香料維持著人最重要的"消化之火"，也是第三脈輪之處，那是生命和靈性的熱度，它能讓人的新陳代謝規律的進行。這裡也是自己與自己對話，自己與外界的界限之處，這裡讓我們懂得自己是誰，如何在繁雜的生活中，做最好的自己。

香料，讓你的笑容更深，更發自內心。香料，給予人們面對現代知識氾濫的消化吸收能力，而不覺得成為身心的負擔和累贅，讓理解力、包容力、行動力都更加充分的得到開發。

香料複方熏泡，建立在九大人格特質的經典剖析基礎上，詮釋了植物形態特質對應的人生情景。讓每天看似同樣的生活中，多了熱度，色彩，緯度和更多的可能性。

香料，讓身心有充足的熱度和空間，對事物保持著孩子般的好奇心，更多願意去踏出"圍城"嘗試的心態和靈活的思維。

主要成分剖析

索瑪亞肉桂皮

足以提振消化之"火"的肉桂皮，能淨化掉積累在第三脈輪上的情緒和壓力，給予消化力正面的支持；肉桂皮給予身體的"火"，如一團溫潤的小火，滋養著整個腹部，第二脈輪所對應的"冰冷，不溫暖感"——親密關係的冰冷，沒有熱度，以及無法在關係中溫潤對方的能力，肉桂皮都可以提高這裡的覺知力和感知度，讓固化的冰冷狀態慢慢融解，收放自如。

咖哩葉

印度是一個香料繽紛的國度，鮮豔開放的生活態度讓每個人都那麼真實，笑容那麼燦爛。

印度阿育吠陀醫學中，咖哩葉被作為一種健胃，促進食慾和清潔養護牙齒的藥草，並能夠促進蜂窩組織等身心"結節"這類瘀滯的流動，在面對外界的各種要求，以及突如其來的侵襲中，能夠有能力開啟感知，去適應這些外界的變化，培養共生的能力，活化僵住的身心和思維。

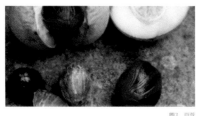

圖3、豆蔻

荳蔻

作為一個佛教傳承的淨土斯里蘭卡，荳蔻旺盛的生長著，青綠色的果殼中包含著清脆讓口腔清香多味且潔淨恢復輕盈的狀態，彷彿佛法般讓紅塵中的男男女女，撥開迷霧，象徵恢復本性原型。

綠胡椒

和黑胡椒來自同一個植物，是沒有熟成的狀態，帶著青嫩活力的特質，保有很多原生的狀態。
適合長期壓抑自我的人，可以迸發出真

實的"洪荒之力"和多維度的視野。

特性：
環境荷爾蒙解毒劑
消化道激勵劑
強化本我輪，懂得如何保有獨特的自我，並能與外界保持適合的關係和距離。

適用情景：
對世界的價值有評判者
不準備讓自己活得精彩者
安於現狀的任何關係時
想要提升生活品味時

生理適用：
循環內分泌系統：貧血，甲狀腺炎
生殖系統
肌肉骨骼系統：激勵活血，化瘀止痛
消化系統：激勵膽汁分泌，減緩穀胱甘肽消耗，腸胃發炎
神經系統：牙痛，舒緩疼痛 ▌

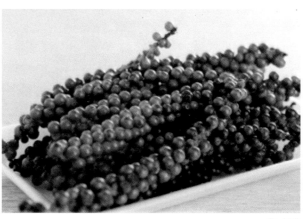

圖4、綠胡椒

根本尋香之旅後記

作者 / 加一

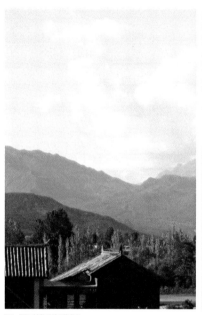
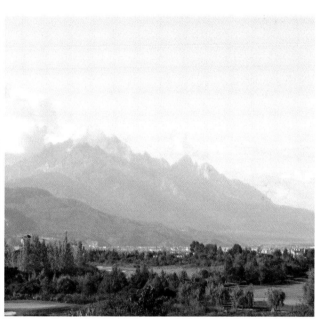

圖1. 麗江-喆里 遠眺玉龍雪山

金秋10月，來自海峽兩岸的芳療同仁們齊聚喆里，
在台灣根本芳療掌門人Feyond老師的帶領之下，
一起度過愉快的6天麗江尋香生活。

和以往的芳香療法課程有所不同，
這一次，我們可真的是穿上球鞋去到地頭田間，一天內經歷春夏
秋冬，穿梭於海拔1600到3200，不畏艱辛。

這是一次全面的芳療師充電旅程。
不僅有Feyond老師在芳療界近幾年來科研成果的分享；
還能參與到人文並濟的芳香料理；
深入松山林間，與林林總總的高山植物近距離接觸，自我能量得
以激活；
蹚海拔2400米的麗江地界　山涉水，
收穫透徹清新的潔淨空氣，暖暖的陽光灑滿全身，
於芳香療法治療師而言，真心是滿滿的大收穫！

作為喆里的女主人，我第一次以芳療師身份出現，跟隨大家一
起，逐一揭開芳香植物精油的神秘面紗，發現它的生長環境，看
到它原本的模樣，體會它氣息的變化，找到它性格的特徵，感受
它能量的來源。

我們希望藉由類似的活動，讓芳療師們能夠更深入的接觸自然，
感受自然，找到了自我與自然聯結的能力和方法。

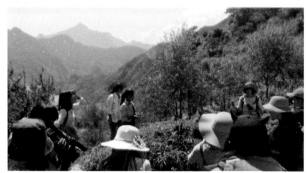

圖2. 金沙江邊 波斯天竺葵田

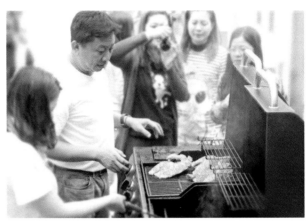

圖3. 在地食材的香料料理課

田野調查

簡單的一個自然名介紹，阿里山，茉莉，寶石花，當然還有我香蜂草....大家彼此熟絡了起來，開啟一同6天的喆里新生活。

麗江海拔2400米，初入高原的大家需要一些適應訓練。所以今天，由Chao帶著大家在喆里的後山走一走。

我們村子後面的山坡上可謂物產豐富，百年的野生核桃、藏蒿、艾草、大紅袍花椒、沙棘、青刺果等等等，被Feyond老師逐一發現。她教給大家如何辨認，記錄以及採集植物標本。
Feyond老師著重說，採集前一定要跟天地自然感恩和鏈接，再進行操作。 真好，從自然生態的角度來學習芳香療法。

下午登文筆山，拜文峰寺，觀麗江全貌，合影留念！下山，豐富的高山杜鵑倘佯一路，小葉杜鵑、輪生杜鵑、雲南杜鵑、大花杜鵑......大家興奮異常，紛紛記錄、觀察、拍照！
來到文筆山神泉，大家擁抱百年古紅杉，感受古樹的能量，感恩山神的賜予！
老師說：**製作植物標本，坐標位置/環境/天氣/性狀的記載都很重要。** 沒錯，芳香療法就是這樣的一種生活態度。

上午 納西市場食材觀察x小不哥的香草料理課。第二天一早來到Jo&Chao平日里最愛光顧的金甲農貿市場，好吃的玫瑰蝦粉，滿目的香料，新鮮的松茸，還有琳瑯滿目的水果們，應接不暇。
熱鬧的採購一番後，大家回到喆里，在小不哥的指導下，百里香、迷迭香、蒜、辣椒、海鹽，園子裡有的香料都給雞裹上了。同學們在給香草雞按摩，我在用納西大麥醋做蘿蔔泡菜。
下午 是Feyond老師的芳香理論分享。我沉浸在芳香旅程的快樂當中，忽而發現此景竟然發生在自己的家裡，有那麼一點點不真實感。
發現麗江之美，是Jo最願意跟大家分享的快樂。

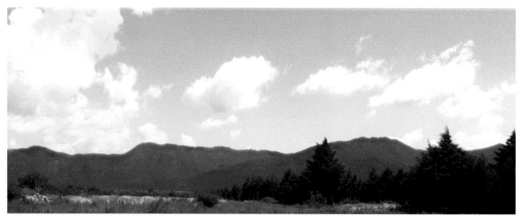

圖4. 玉龍雪白山山腳下

高山植物觀察

海拔2700米玉龍雪山腳下的白沙珍珠湖沿線，是原英國高山植物園的所在腹地，植物多樣分佈讓所有學員們異常興奮。

乍眼一看，一片林海，普通人不會在意森林之間的差別，然而在科學家的眼睛裡，它是有區別的。它是由一定的植物組成的集合體，在生態學上，大的概念叫"植被"，如針葉林、熱帶雨林，小的概念叫"群落"，如麗江雲杉林、雲南松林；
玉龍雪山從1600米山腳的金沙江到4200米接近雪線的流石灘，分佈著乾熱河谷稀樹灌草叢、常綠闊葉林、針闊混交林、暖性針葉林、硬葉闊葉林、落葉闊葉林、溫性針葉林、杜鵑灌叢等等森林類型。置身於其間，彷彿空間位移，從中國

南方的熱帶一路遊覽到了東北的寒溫帶。
此種現象，據科學家介紹，叫做植被的"水平地帶性分佈"在山地的位移、濃縮，又稱為"垂直地帶性分佈"。
這種現象廣泛分佈於滇西北、川西、藏東南的崇山峻嶺中，除了玉龍雪山，其中最著名莫過於大家熟知的梅里雪山、高黎貢山、貢嘎山、南迦巴瓦峰等山峰，這些一系列落差巨大的"教科書式"山體基本上包含了中國乃至全世界大部分植被類型，也蘊藏著非常豐富的生物多樣性，許許多多的珍稀瀕危、特有和經濟物種都在此間分佈。
以上文字摘抄陳智發《不一樣的視界，不一樣的森林》

物種多樣性以及植物協同生長的能量，使這一片土地，富滿了神秘。
標本採集後大家開始野餐，製作標本，以及，曬太陽。

後來大家參觀了洛克故居玉湖村，發現一棵百年藍膠尤加利。

金沙江邊天竺葵種植區考察

今天活動目的地需要大約3小時的車程，我和Chao早早就起身做準備了。

好美的喆里！太陽慢慢升起，玉龍雪山露出了笑臉。同學們這就出發啦！

我們穿越美麗玉龍雪山福地，海拔3200米，遠望去，玉龍和哈巴雪山並齊眉。一路美景，美不勝收。

中午時分，蜿蜒了一個多小時的下坡路，終於到達海拔1600米的金沙江。

乾熱河谷地帶，早晚溫差大，濕度高，造就了這裡具備種植香草植物的天分；通過老師的現場講解，同學們明白了原來，即便是同一個產區萃取出來的精油，也會因為海拔的高低，以及親水的距離而產生植物天然化學成分含量的差別。

這裡保持原生態的有機種植和萃取工藝，農戶們從地頭採摘植材，陰乾數日，便可在田間萃取；由於是採用木火蒸餾，此處的天竺葵多少帶著些煙熏味道，也算是獨特，淨放約三個月後煙熏味會自然消失。

金沙江浩瀚而潔淨的能量，讓這個麗江人稱為摸摸香的天竺葵，擁有清新脫俗的氣質，香氣突出，是很好的調香聖品。

我們看到此處摘種的品種為香葉天竺葵，目前村里還栽種了馬鞭草酮迷迭香以及橄欖樹。

5月份我在此地踩點時偶遇不會說中文的老爺爺和老奶奶，每年僅靠出售幾瓶摸摸香精油度日，此間我在想，下一步該怎麼做，可以切身實際的幫助他們？

試想如果這裡也跟賓川一樣因為收益較高，改種葡萄，那麼雲南天竺葵這一優質精油品種就更少有人家種植了……

也許可以發展特色旅遊，天竺葵相關產品開發？例如精油銷售以及其延伸產品？

就像我們去法國或是馬達加斯加那樣有機農莊？

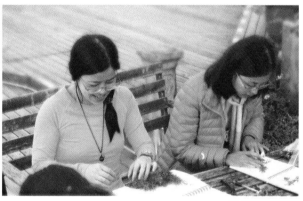

圖5. 田野P植物採集標本製作

藏地藥草與回春&在地芳香植物萃取示範

林代表將這些天在麗江采來的龍柏，高山圓柏，華山松籽，輪生杜鵑，油衫和雪松籽，混合在一起進行萃取，下午時分我們就可以分享到這份充滿愛能量的禮物了。

期間同學們把昨天從金沙江邊農戶手中採購回來的天竺葵精油，迷迭香精油，以及純露，開心的分分分分分！

Feyond老師抓緊最後的相聚時光，跟大家上了一堂藏藥精油與回春理論課，分享了近年來相關的專業研究成果，著重提到華山松的荷爾蒙激發能力，沙棘果和沙棘籽油對應皮膚活性成分的分析以及藏蒿的抗氧化功能。

暨此，麗江尋香完美結束，大家依依惜別！
喜歡老師的課程結束語："流浪遠方，相遇此方，是偶然，也是必然。"

我通過此行對麗江植物種類的深入學習，不禁對自己現在的生活居所產生了莫大的敬畏之心；
同時也暗自欣喜，一定是多年來與芳香植物深入接觸的機緣，讓我可以來到喆里，重新學習如何成為一名真正的芳香療法治療師，找到更廣闊的途徑幫助自己和他人，開啟一個發現人與人，人與自我，人與自然的快樂旅程。
打開一扇芳療師自我修養的門，一起來發現，體會，探索，和聯接。

特別鳴謝：台灣根本芳療機構的全體同仁！

2016.10.14

洗滌靈魂的淨土—滇藏公路五日行

作者 / KeKe

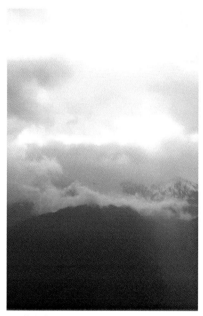

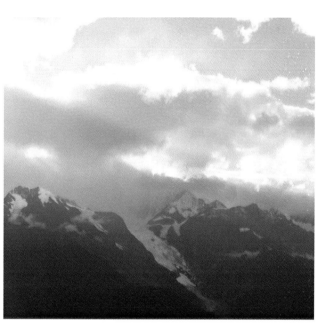

圖1. 滇藏邊界梅里雪山

出發香格里拉的首日迎來了此次旅行最寒冷的一天。
太陽躲在厚厚的雲層之中，不見天日，
低迷的氣溫和呼嘯的風讓人紛紛圍起圍巾、裹緊羽絨衣。

陰雨綿綿的滇藏公路上，路邊的狼毒花正豔紅著。

狼毒花是多年生草本植物，在青藏高原一帶是很常見的植物，雖可作為外敷藥劑，但根莖葉卻含劇毒不可食用，野外豬牛也避而不吃。正當我們沈浸於這片美景時，當地人告訴我們其實這塊麗鮮豔的顏色卻不是狼毒花的本色，狼毒花開花季節是在夏季，花色黃白而莖身翠綠，迎風搖曳小巧可人。但當時序入秋花朵凋謝後，全株才陡然變身為綺麗的豔紅色，一叢一叢的鋪滿遠處山坡，像是火燒山一般。

再往北走，依然是一路熾燄火紅相伴，但天空卻不知何時悄悄放晴換回原本清澈碧藍的顏色。

駛進香格里拉市區已近午時，我們來到具有「小布達拉宮」美譽的噶丹松贊林寺。寺院依山建成、幅員遼闊。進入大門、穿越僧侶們的住所，迎面而來的是146階的階梯，光是看著就有一種快缺氧的感覺，一旁也不乏有拿著氧氣瓶邊爬邊吸的遊客。

我們只能跟著導遊安分的緩步前進，偶爾停下來聽康巴族導遊為我們解說導覽。巍然矗立於此的宏大建築窗花斑斕、經幡飄揚，所見之處盡是精美的刻像和金碧輝煌的鏤空雕飾，圖案從四季花鳥到佛家圖騰等等，色彩絢麗令人嘆為觀止。三座金頂大殿由左至右分別是「宗喀巴殿」、

「扎倉大殿」和「釋迦牟尼殿」。雖然是30年前才重建的建築，少了點歷史的滄桑感，但仍遮掩不了它磅礡的氣勢。

離開前回頭再望一眼松贊林寺不禁想到，眼前的「小布達拉宮」就已如此莊嚴，那麼遠在拉薩的布達拉宮又會是何等的宏偉壯觀呢？

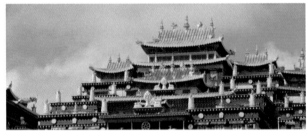
圖2. 松贊林寺

當晚，我們住在香格里拉古城區一幢別有風味的客棧裡。循著當地人的建議，我們找到一間道地的藏餐餐廳。

享受過別具風味的藏餐，走在古色古香的小城裡，到處是成串飄揚的五彩風馬旗，在滿是木製建築的古城裡暗夾一抹繽紛，許多商店販賣著藏傳佛教的文物，以及各種帶有濃濃民族風的飾品，都讓我們一行人愛不釋手，偶爾酒館裡傳來一把吉他和歌手低淺吟唱的民謠，廣場上播著民俗舞曲，眾人圍成一圈開心的手舞足蹈，所有的體驗都那麼陌生、新奇又令人心神嚮往，好像來到一個夢幻國度，自在、逍遙、浪費一整天享受悠閒也不覺得虛度。

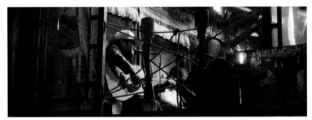
圖3. 麗江古城區

隔天一早，我們離開了古城，準備前往這次旅程最重要的地點—梅里雪山。途經旅遊勝點—納帕海，雖說名為「海」，但其實是一片高原季節性的湖泊，湖面晶亮，倒映著遠處高聳山峰，再加上早晨天光盛放，波光粼粼，甚是美麗。十幾隻的犛牛正安靜的在湖邊吃草，當然也不乏有身著傳統服飾的附近居民在此放牧。時間仍然流逝，但空氣卻靜下來，讓人拋卻世外紛擾，只想靜賞眼前的這片湖光山色。

在醒醒睡睡之間，我們已經抵達目的地，梅里雪山（卡瓦博格）巍然矗立在眼前，這座當地人的聖山是當今世上少數尚未有人挑戰登頂成功的高山，加上那些挑戰失敗而遺留下的傳說，不禁增添了一些神秘感。不過現下幾朵白雲環繞，午後的日光從雲層縫隙流瀉而下，顯得格外耀眼。但我們都知道真正的重頭戲其實是在明天，可能當地早晚溫差大，所以夜裡的街道上幾乎沒有行人，飯後大夥逛了一會當地的禮品店，試圖挖掘一些別緻有趣的紀念品，然後就各自回到飯店休息了。

朦朧中按掉鬧鐘，我真的很懷疑現在的時間，為什麼窗外的景色跟睡前一樣暗？不過起床氣很快就被看日出的興奮之情取代，我們來到飯店旁的觀景台，找了一個好位置站定等待陽光綻露的時刻。越接近日出時間遊客越多，大家果然都是衝著雪山日出來的。就在某一陣狂風颳過經幡的

同時，山頂探出一點日光，就像點燃藏香後，香錐錐頂的那一點猩紅，透著隱隱的、蘊含萬千能量準備迸發的模樣。而隨著時間推移紅點面積越來越大，直至光線完全照進大地，由遠而進的掃過那片鋪在峰頂長年不化的白雪、掃過後方相連的連綿山脈、掃過山林裡的一花一木、掃過每一個人的鼻尖和掌心，突然有種「啊，原來世界是這樣甦醒的啊！」的感覺，我想很久很久以後，我仍然會記得那個清晨，那道破曉的曙光帶給我的震撼。

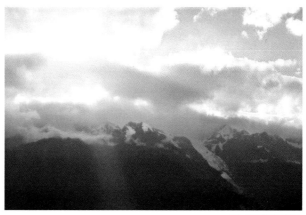

圖4. 清藏邊界梅里青山曙光

滇藏之旅的最後一站，我們來到歷史上茶馬古道重鎮之一的維西縣。這裡位處偏僻、與世無爭，人們糧食多以玉米為主，而食用油則來自當地自栽自榨的核桃油，而我們此行的目的，便是前來一探這裡獨特的冷壓萃油工法。

穿過熱鬧的市區中心，坡地總有些許崎嶇不平，山路狹小難行，卻是柳暗花明又一村的真實體現，一路拐拐繞繞後視野開闊了起來，一個四處被綠意圍繞的村落就在眼前，如果要形容的話，大概就是「綠樹村邊合，青山郭外斜」和「土地平曠，屋舍儼然。有良田美池桑竹之屬，阡陌交通，雞犬相聞」的世外桃花源吧！

而我們也總算到了今天的住宿地，同時也是擁有冷壓萃油技術的主人—小何的家。小何家是一棟保有傳統樣式的納西族房屋，木製的房屋四處掛滿曝曬的玉米，庭院內也是蒔花種草，晚餐佳餚的食材來源也幾乎是小何家自產的，顯示出納西族人與自然共存的特性。飯後我們聚在庭院內泡茶聊天，Feyong老師和小何聊著自然作物、聊著彼此的故事、聊著我們最感興趣的古法冷壓工法，一夥人對於大自然都有著特殊情懷，因此更相談甚歡。

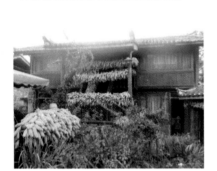

圖5、傳統納西族房屋

隔天一早，趁著小何家人準備榨油的時間，小何帶著我們到村莊裡走走，一路上的植物之多讓人目不暇給，更別說隨便走都能踩到的核桃與板栗。我們遇見在清澈水溝裡洗核桃的婆婆，遇見在稻田裡彎腰收割的農婦，遇見幾個村裡孩童用好奇的眼光打量我們這群外地人，質樸純粹的生活，有種違和的穿越感，突然能夠體會陶淵明寫下的那些詩，在這明媚的田園風光之中悠遊樂活。回到民宿時正好趕上榨油，他們把蒸好的核桃包在椰殼裡捆緊，然後依序放進冷壓槽中，插入木樁並用槌子敲打壓縮槽中空間，擠壓核桃使核桃油流出，如此反覆，直到核桃油流盡。這樣壓榨核桃油雖然費時費力，工法繁複，且萃油率較低，但味道嚐起來特別濃郁順口！

雖然意猶未盡，但也到了必須踏上歸途的時候，我們背起行囊，告別了這一個多星期的出世之旅，回到原本的軌道。那些連綿不絕的大山、寬闊似海的湖泊、沒隱於世的寺院和村落、林澗花草的呼鳴，體驗生命以另一種形式躍起，體驗靈魂與自然的交疊，途中我們經歷的、看見的一切都美得像是一場夢，山林吸納我們吐出的濁氣再淨化，洗滌了那些習以為常的生活模式，扭轉我們以為的世間常理。

最後，希望這句「再見」和下一句「你好」之間不會相隔太久。∎